WELCOME
to
DENTAL
OFFICE

デンタルオフィスコンシェルジュ

歯科医院の受付は
賢く・優しく・美しく

患者様を迎えるあなたへ

林 美穂・下釜祐子 著

医歯薬出版株式会社

This book was originally published in Japanese
under the title of :

DENTARU OFUISU CONCIERGE — SHIKAIIN-NO UKETSUKE-WA KASHIKOKU YASASHIKU UTSUKUSHIKU KANJASAMA WO MUKAERU ANATANI
(Dental Receptionist as a "Concierge" — Wise, Gentle and Beautiful Reception)

HAYASHI, Miho, SHIMOGAMA, Yuko
  Miho Hayashi Dental Office

© 2019 1st ed.

ISHIYAKU PUBLISHERS, INC.
  7-10, Honkomagome 1 chome, Bunkyo-ku,
  Tokyo 113-8612, Japan

はじめに

コンビニエンスストアの数より歯科医院の数が多いといわれて久しくなりました。そのような状況下、経営状態の厳しい歯科医院も多く、倒産は年々増加しているようです。一方で、繁栄を続けている歯科医院も多く存在することも事実です。そのような、衰退する歯科医院と繁栄する歯科医院の違いはどこにあるのでしょうか?

もちろん、歯科医師の技術や医院の設備も重要ですが、はたして患者様はそこだけを評価しているのでしょうか? 医療は人が行うものです。最近ではAIが人に代わる時代といわれていますが、歯科医療は絶対的に人が関与しなければ成り立たない仕事です。これからの歯科医療はさまざまなツールが進化し、ハード面では今以上に便利になることは予測できます。しかし、人が不要になる時代はこないと考えます。なぜなら、患者様はすべて生きている人であるからです。

高度成長時代には医療者主導であった歯科医療も、現在では患者中心の医療に変化を遂げました。これからの歯科医院が繁栄していくには、医療技術とともに人間力のあるスタッフが患者様に寄り添い、思いやりをもって接していけるかが一つの鍵となるでしょう。AI時代だからこそ、人間力の鍛えられたスタッフがいる歯科医院こそが魅力ある歯科医院であると、患者様からも評価されるのです。

超高齢社会となった現在、人との関わり方や人の優しさが見直される時代です。そのような時代背景のなかで、歯科医院に働くということは人間力を磨くうえでとてもよい機会であるといえます。

なかでも受付は、最初に患者様を招き入れ、最後には見送るという重要なポジションです。患者様の気持ちを和ませ、「また来院したい」と思わせる受付の対応は、歯科医院にとってのブランドイメージに繋がるといえます。ホスピタリティある受付は歯科医院にとっても患者様にとっても重要なのです。私たち歯科医院で働く者にとっては"多くの患者様のうちの一人"であっても、患者様からは"自分のことをわかってくれる、たった一つの歯科医院"であってほしいのだということを忘れないでいただきたいのです。

本書の元となった『デンタルオフィスナビゲーション 歯科医院の受付はコンシェルジュ』は、歯科医院の受付をはじめとした、患者さんをもてなす多くの方へのメッセージとして、当院で受付として働く下釜祐子とともに2010年に発行しました。今回、中身を充実させ、『デンタルオフィスコンシェルジュ 歯科医院の受付は賢く・優しく・美しく』と装いを改めて、新元号「令和」元年に出版する運びとなりました。受付はもちろんのこと、歯科医院で患者様を迎える多くの方々に手にとっていただけたら幸いです。

2019年 「令和」元年の新しい門出と共に

歯科・林美穂医院　院長　林　美穂

INDEX

P.03　はじめに（林 美穂）

P.09　執筆者紹介／歯科・林 美穂医院の歩み

P.10　序　受付への期待・院長の立場から（林 美穂）

働く意味　どう働くのか？

P.14　01. 受付として「働く」ということ
　　　受付という仕事の魅力／受付の役割／意識レベルを上げる／楽しいと感じながら働く

P.16　02. 目標をもつ
　　　自分は将来、どのような女性になりたいのか／自己分析／憧れの人をもつ／
　　　1日の小目標を決める／振り返ってタイム／受付日記／目標設定図

P.24　03. ホスピタリティ
　　　歯科医院にも接客サービスが必要な時代／相手のことを思いやる気持ち／
　　　患者様お一人おひとりを大切に

P.26　04.院長からひとこと
　　　仕事とは？（林 美穂）

本書において、特に執筆者名の注記がない場合、下釜（受付）が執筆し、林（歯科医師）が監修しました。

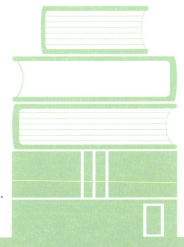

第2章

受付は医院の顔　好印象を感じていただくために

P.28　01. 外見と第一印象
第一印象は大切／医療人としての身だしなみ／就業前の身だしなみチェック／余裕をもつ

P.32　02. 立ち居振る舞い
常に「見られている」という意識をもつ／距離感／手先の動き／ながら動作の禁止

P.36　03. 挨拶が、かけ声になっていませんか？
笑顔でいつも気持ちよく／笑顔は最高の身だしなみ／気持ちを込めることの大切さ／お辞儀の種類

P.40　04. 電話での応対
電話での自分の第一声が医院のイメージに直結する／電話マニュアル／電話の取り次ぎ対応例／電話の相手だけではなく……

P.44　05. 来客への対応
笑顔で明るくさわやかに／ウェルカムの姿勢で／どんな相手にも変わらない対応を／名刺の管理／席次／茶菓のサービス

P.50　06. 言葉遣い
人間はその人の使う言葉のような人になる／明るい話題を／言葉の置き換え／言葉の力／敬語について

P.54　07. 院長からひとこと
気配り上手になろう！（林 美穂）

第 3 章

始業前の準備と受付業務

P.56　01. 始業前の準備　準備8割・仕事2割の心構え
　　　　情報チェック／カルテチェックとシミュレーション／予約表の管理／仕事モードONスイッチ／朝礼

P.60　02. 環境整備と清掃
　　　　待合室／香りと音／水回りやゴミ箱のチェック／仕事には3種類ある

P.66　03. お出迎え
　　　　挨拶とプラスアルファのお声がけ／受付グッズ／お待ちいただくとき～先手の行動～／
　　　　待ち時間のお伝え／ドリンクお好み表～来客にも対応～／いただき物リスト

P.70　04. 会計業務
　　　　治療が終わったら／会計は迅速・正確・確実に／会計時にお話が長い患者様

P.74　05. 予約業務
　　　　予約の入れ方は医院経営に直結する／初診の方への予約システムの説明／キャンセルのご連絡

P.80　06. コンサルテーション
　　　　受付も参加するコンサルテーション

P.82　07. 確認の連絡と対応事項
　　　　患者様へのご連絡／患者様からの予約の電話／診療金額を尋ねられた場合／
　　　　予約時間に遅れるという連絡をいただいた場合／院内での対応

P.86　08. お見送り
　　　　傾聴／次回につながる接客／記憶に残る、印象に残るお見送り

P.88　09. 患者様とのコミュニケーション
　　　　ささやかなプレゼント／患者様とのつながり／患者様もたまには……／実際に治療を受けてみると……

P.90　10. クレームへの対応
　　　　まずは謝罪する姿勢が大切／報告と情報の共有／最後にお詫びと感謝を

P.92　11. 秘書的業務
　　　　歯科医院の院長とは／院長の補佐役として／守秘義務

P.96　12. 受付は営業スタッフ
　　　　リコールのご連絡／リコール業務は初診時から始まっています／電話／葉書・メール／お礼状／
　　　　未来院の患者様へのご連絡／報告・連絡・相談／院外でも営業できます／医院のファンを大切にする

P.102　13. 受付における会話
　　　　ついしてしまいがちなこと／患者様との会話

P.106　14. 院長からひとこと
　　　　感じのよい電話応対（林 美穂）

第4章

受付としての心のもち方

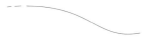

P.108　01. リフレーミング
　　　　鏡をよく見る／リフレーミングとは

P.112　02. 日々の心がけ
　　　　感性を磨く／医院の周辺に詳しくなる／変化を心がける／頼りになる友人たち／
　　　　自分の好きな世界をもつこと／おもてなしを体験すること／長く働いて気づいたこと

P.116　参考図書

P.117　おわりに（下釜祐子）

P.15　　1年目の出来事　目指せ！天神一の受付
P.18　　2年目の出来事　憧れる受付像に出会う
P.35　　8年目の出来事　女性の美しさ
P.46　　9年目の出来事　接遇の質を上げたい思い

Check point!

P.29　　就業前の身だしなみ
P.39　　お辞儀の仕方
P.49　　茶菓についての決まりごと
P.51　　明るい表現／言葉の置き換えの例
P.53　　基本的な敬語
P.53　　接遇用語
P.63　　院内の環境整備
P.67　　受付で用意しておくもの
P.71　　会計時には
P.76　　予約システムの説明

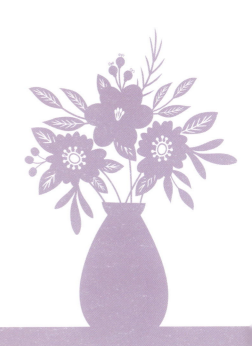

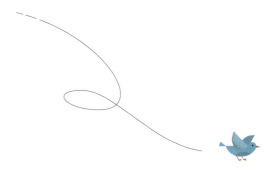

Column

- P.16　目標
- P.19　ポチ袋
- P.20　院長の先の先を見る目
- P.21　ホスピタリティについて考えると……
- P.23　接遇とは
- P.30　ココロとカラダの関係
- P.31　1日は人生の縮図
- P.39　「お疲れ様でした」
- P.43　電話応対・新人のころ
- P.48　エレベーターのなかで人柄が分かる?
- P.59　ポストイットはコミュニケーションツール
- P.63　スタッフ全員で清潔チェック
- P.64　待合室は暖簾分け?
- P.65　生花の持つパワー
- P.66　"プラスアルファ"のお声がけの効果
- P.73　受付の気配り
- P.78　「伝えた」と「伝わった」の違い
- P.79　たまには演技力も必要!
- P.81　傾聴の姿勢
- P.85　安心の表情
- P.87　患者様との会話
- P.89　自分の接客の影響力
- P.91　新人教育
- P.93　信頼される受付になりたい
- P.95　ハートの付箋♡
- P.101　ご高齢の患者さま
- P.105　働き出して最初に戸惑ったのは患者様との会話
- P.109　「気づき力」アップ
- P.110　心のなかで「大丈夫!大丈夫!」
- P.111　自分を褒める

design：株式会社トラック　アートディレクター 西村貴之
イラスト：岩崎倫代(P.59, 81, 85, 95, 98, 115)

執筆者紹介

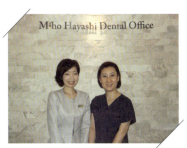

林　美穂（はやし みほ）
- 1992年　日本歯科大学卒業
- 同　年　九州大学歯学部補綴学第一講座勤務
- 1994年　福岡市・ゲン歯科クリニック勤務
- 1998年　歯科・林 美穂医院開業
- 2011年　歯学博士（日本大学）
- 2015年〜奥羽大学歯学部非常勤講師

（左：下釜、右：林）

下釜　祐子（しもがま ゆうこ）
- 1998年　筑紫女学園大学日本語日本文学科卒業
- 同　年　株式会社医療事務研究会メディカルスタッフ養成講座受講
- 同　年　歯科・林 美穂医院勤務

歯科・林 美穂医院の歩み

1998年12月　開院

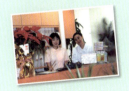

開院当初は現在とは異なったビルの4階に医院がありました。当時は24.5坪で、チェア3台からのスタートでした。
当時のスタッフは院長（林）、歯科衛生士、受付（下釜）の3名です。

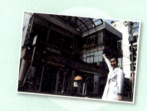

2007年　医院拡張のため移転

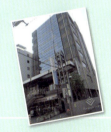

医院拡張のため、移転することになりました。前の医院より徒歩2分程度の場所で、今度はビルの6階、65坪と広くなり、オペ室用の1台を含めてチェアが7台となりました。
スタッフも院長、勤務医2名、歯科衛生士6名と大所帯となり、受付も2名体制になりました。

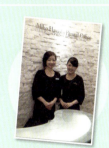

2008年　『歯科医院の受付はコンシェルジュ』発行

本書の前の版である書籍を発行しました。

2019年　『デンタルオフィスコンシェルジュ　歯科医院の受付は賢く・優しく・美しく』発行

前の版を元に装いを新たにして新版を発行しました。

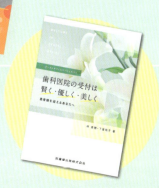

序

受付への期待・院長の立場から

受付はコンシェルジュ

　これからの受付に必要なのは、患者様に対し幅広く対応できるコンシェルジュ的な存在となることだと考えています。常に患者様の目線に立ち、相手を思いやる気持ちを忘れず、痒いところに手が届くような気配りをしてほしいのです。細やかな気配りをさりげなくできる受付こそが、プロフェッショナルな受付ではないでしょうか？

　歯科医院で働く歯科医師・歯科衛生士・アシスタントは、医療行為や診療の準備がおもな仕事で、そのなかで「患者様」とコミュニケーションを取ります。一方、受付は良質なコミュニケーションを取ることから仕事が始まるといえます。

　もちろん事務的な能力も必要ですが、それは短期的に身につくことでしょう。しかしながら、厳しい社会状況のなかで自院を選んでいただき、治療に満足し、長くメインテナンスに通っていただくためには、それだけでは不十分なのです。医院のフロントとして、一流ホテルのコンシェルジュのように患者様の多様なニーズに魅力的に応えるには、女性として自分磨きをすることが非常に重要だと考えています。

女性の感性を磨く

　「女性として……」というのは、外見が清潔感にあふれて美しいというだけではなく、内面的な面での女性のもつ優しさ、心の美しさを備えた素敵な存在という意味です。そうした魅力あふれる受付に、患者様への対応を委ねたいのです。

　患者様に安心感と信頼感を与えられる人は、表情にもしぐさにもその人となりが表れています。そして、そのような受付の

発する言葉には、患者様を癒す重みと暖かさがあります。大なり小なり恐怖心をもっ
て歯科医院を訪れた患者様が、受付の応対一つでその医院のファンになるというこ
ともあるのです。

　そのような受付の姿は、他のスタッフにとっても憧れの存在となり、スタッフ間
の意識も自然にプラスの方向へ変わっていくことでしょう。

経営感覚をもった受付に

　また、受付にはもう一つ、大きな期待があります。それは、経営感覚をもつとと
もに、院長の秘書的な役割も担ってほしいのです。歯科医院のなかで受付は、唯一
金銭を扱うところですし、院長の絶対的な信頼がなければ成り立たないポジション
でもあります。受付が経営感覚をもっているか否かによって、医院の経営状態は大
きく異なってきます。

　たとえば、予約の入れ方一つにしても、すべてが患者様主導では困ります。直前
のキャンセルが多くなれば、医院の収入に大きく影響が出ます。そのような場合に、
患者様の気分を害さないようにしてキャンセルを少なくすることができるか否か
は、受付の腕の見せどころでしょう。

歯科治療についての知識をもって説明をする

　また近年は、インプラントや審美治療など、保険適用外の複雑な治療も増えてき
ているため、患者様の自費診療に対するモチベーションの維持や入金に関しても大
きな役割を担うのが受付です。

　歯科治療についての知識を身につけなければならないのはもちろんのことです
が、ときには金銭的なことに関して、言いづらいことを患者様にお話ししなければ
ならないこともあります。そのような場合、いかに患者様に悪印象を与えずにこち
らの要望をお伝えできるかも、受付の重要な役割です。

序 CATEGORY

受付への期待・院長の立場から

　要するに受付は、スタッフの一人でありながら、院長に最も近い役割をも担うポジションであるといえます。院長と他のスタッフ、そして大切な患者様の間に立ち、すべてがうまくいくように配慮する役目を担っているといえるでしょう。

プロフェッショナルな受付を目指す

　ここまで述べたようなことができる受付であるためには、やはり常に目配り、気配り、心配りのできる、感性豊かな、賢く、誠実な女性であることが求められるでしょう。

　本書をまとめてくれた下釜は、私の開業以来のパートナーであり、ともによき医院像を求めて歩んできた、信頼できるプロフェッショナルな「受付」です。

　あなたもよりいっそうプロフェッショナルな受付を目指して、ブラッシュアップしてみませんか？
　　　　　　　　　　　　　　　　　　　　　　　　　　　　　（林　美穂）

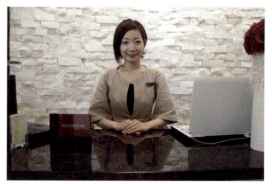

「受付の下釜祐子です。このたびは、この本を手にとっていただき、ありがとうございます」

第**1**章

働く意味

どう働くのか？

　私（下釜）が現在働いている歯科・林　美穂医院との出会いを
たどると……医療事務の資格取得後に、いつもと違うコンビニエ
ンスストアで、いつも見ていたものとは違う求人誌を手にしたと
ころから始まりました。あのとき、あの店に入らなければ、いま
の自分は存在しなかったと思います。

　皆さんにも、それぞれいまの職場との出会いのエピソードがあ
ることでしょう。こんなに多くの医療機関があるなかで、お互い
縁あって出会った職場です。人やモノとの出会いは細い糸をたど
り、偶然を重ねてやってきます。そして、この世に存在するすべ
ての物事には何かしらの意味があるといわれています。だから、
なぜいまここで働いているのか、その理由と意味をあらためて考
えてみると、いろいろなことが見えてくるのではないでしょうか？

　自分はどう進みたいのか？　また何を求められているのか？
何ができるのか？……

　そのことに対して自分なりに答えをもっている人は、やりがい
をもって楽しみながら働くことができ、また、何かにつまずいた
ときにも、それを乗り越えていける強さがあるように思います。

　この章では、働くということの原点を確認したいと思います。

. CATEGORY .
01
受付として「働く」ということ

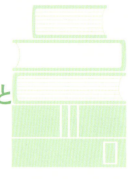

受付という仕事の魅力

　受付の仕事のメインは、人と接することです。
　まず、日々患者様が快適に気持ちよく通院していただくために自分がどのようにすればよいのかを考えて行動することによって、ホスピタリティ精神を学ぶことができます。そして、毎日多くの患者様とホスピタリティ精神をもって接することでコミュニケーション能力が鍛えられます。
　事務的、経理的な面としては、一般常識やマナーが身についていきます。そして、金銭を授受する責任ある立場として、お金の大切さも学べます。総合的に、一(いち)社会人として、女性として、人間力を高めていけるすばらしい職種の一つだといえます。

受付の役割

　歯科医院の受付は、さまざまな患者様と最初に接し、さらに最も印象に残る最後の接客を行う重要なポジションです。受付の応対一つで、医院が患者様に与えるイメージはよいほうにも悪いほうにも変化します。
　歯科治療には直接は携わりませんが、患者様と院長・治療スタッフとの架け橋となる、大切な役割を担います。

意識レベルを上げる

　あらためて、自分は医院のなかでも重要なポジションを任されているのだということを自覚して、仕事に対してプライドをもち、プロフェッショナルとして働くということが私たち受付に求められていることだと考えています。

楽しいと感じながら働く

皆さんにとって、「働くことの意味」はなんですか？「生計のため」「自分の技能を活かすため」「欲しい物を購入するため」「社会に貢献するため」「自己の成長のため」などなど、さまざまだと思います。

こんなにたくさんの歯科医院があるなかで、お互い縁あって出会った職場です。労働の対価として給与という報酬をいただいているからには、自院に少しでも貢献でき、また仕事を通して女性として成長していけるような働き方ができればと思います。

そのためには、まずは仕事があること、健康で働けるということ、患者様が来院してくださることなど、そういう日常のさまざまなことを当たり前と思わず、ありがたいと感じられる「感謝の気持ち」を日々忘れないよう心がけましょう。

1日24時間のなかで、仕事の時間が占める割合は大きいものです。働くということは大変なこと、辛いこともあって、楽しいことばかりではありません。

そこで大切なのは、その時間を自分なりにいかに楽しいと感じながら働くことができるかということです。そのような充実した環境は自分自身で創りあげていくものです。その第一歩は、まずは受付という仕事を好きになることです。そして、もし周囲の環境や自分のポジションに何か心配事や居心地の悪さを感じたときには「その原因は何か？」「自分はどう対応したらよいのか？」など、問題を整理して、まずは自分から変わっていく努力が大切だと思います。

1 年目の出来事

目指せ！天神一の受付

新人の頃はよく失敗をしていましたが、院長は私に「天神で一番の受付を目指して頑張れ！」と励ましてくれていました。院長が受付に期待することについては序章で述べられていますが、当時は院長が求めている受付像には程遠く、何もまだできていない自分に期待してくれている院長の気持ちに少しでも応えていきたい、「歯科・林　美穂医院らしい受付」、そして自分ならではの「自分らしい受付」になりたいと思うようになりました。

第1章 働く意味

第2章 受付は医院の顔

第3章 始業前の準備と受付業務

第4章 受付としての心のもち方

. CATEGORY .
02

目標をもつ

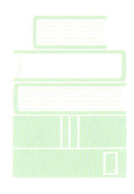

自分は将来、どのような女性になりたいのか

あなたは、仕事でもプライベートな事柄でも、目標を掲げていますか？

目標をもつこと、その目標に対してトップダウンでいますべきことを考えてみることが大切だと思うのです。目標を立てずに毎日を過ごしていると、あっという間に時間が過ぎ去ってしまいます。

また、目標像が漠然としていると、やがて消えていってしまいます。お正月、新年度、誕生日といった毎年の「新しいスタート」の日に、1年後、3年後、10年後など、時間枠を区切って自分の目標を書き出してみましょう。1年後の目標には、実現できるリアルな目標を設定します。10年後のことは、自分の憧れの姿でもよいでしょう。時間枠を設けて目標を掲げれば、それを達成するのに必要な中間目標や、そこに向かうための毎日の課題が見えてきます。そうすることで、日々の充実感が違ってくるものです。

Column

目標

受付のカウンター裏に年間カレンダーを貼っています。自分の誕生日までの残りの日数を毎日記入して、前日に自分の目標や決め事ができていたら○を、できていなかったら×を日づけに付けていきます。

○が続いていたらモチベーションが上がりますし、×が続いていたら今日こそは頑張ろうと気合いが入ります。

○や×、誕生日までの残りの日数を可視化することで、気づいたら1年が終わっていた……ということがないように、心がけています。

自己分析

　新人時代は失敗の壁にぶつかりながら自己反省する機会も多いと思うのですが、長く働いていると無難に日々をこなすこともできるようになり、自分自身をあらためて省みることを忘れがちです。

　クラーク・フューチャー・コンサルタンツ代表の赤木美香さんは、雑誌『Think！』（27巻，2008年．東洋経済新報社）のなかで「知っている・やっている・できているの違い」について、「『知っている』ことを、どれだけ『やって』いますか？　『やっている』ことは、実際に周囲からの目線で見ても『できている』でしょうか？　単に『やっているつもり』『できているつもり』になってはいませんか？」と書いています。私はこの一節を読んだときに、自分にも当てはまることがあるのではとハッとしました。

　受付は、医院のなかで比較される対象も少ないからこそ自分自身について冷静に客観視し、自己評価する必要があるのかもしれません。

　目標を達成するために、いまの自分に足りないこと（弱み、短所）、できていること（強み、長所）をあげてみましょう。

　そして、まずは「よくも悪くもいまの自分を受け入れる」ことから始めてみてはいかがでしょうか？　「これに関しては自分はまだできていない」ということを知ることによって、自分にとってなにが必要なのかが見えてきます。「いまの自分を受け入れる」という作業は、受付のスキル的な面だけではなく、精神的な面においても、とても大切なプロセスだと思います。

　周囲の評価を気にしてしまったり、人と自分を比べて落ち込んだり、うらやましがったり、「理想の自分」との間にある大きなギャップにつまずいたり……。誰でもそんな「いまの自分」を認めたくない自分がいます。でもそれが「いまの自分」なのです。「変わりたい!!」そう思い続けることで「なにが必要なのか？」「なにをすべきなのか？」ということが、自然に見えてくるものです。

　いくら目的地を定めていたとしても、自分がいまいる出発点がわからなければ目的地までどのように行けばいいのか、わかりません。

CATEGORY 02

目標をもつ

　　自分のいまのポジションは、誰のせいでもなく、すべて自分が選択した結果、自分自身が作りあげたものです。これから先も自分しだいで変えていけるはずです。まずはそこに気づくことが大切でしょう。

憧れの人をもつ

　　職場の上司・先輩・同僚・後輩、患者様、友人など、自分の周りの人と接しながら、「自分もこういう女性になりたい」とか「この人のこういうところが素敵だなあ」と感じることがあります。

　　私は、「いいな」と思うことは、まずは真似てみるようにしています。そして、取捨選択しながら自己流にアレンジします。逆に「これはどうだろう？」と疑問に思ったときには、反面教師として自分にも当てはまることがないか、客観的に分析することが大切です。この積み重ねによって、少しでも自分の理想像に近づければと思っています。

　　自分の憧れの人やロールモデルをもつことは、自分のなかで迷いや悩みが生まれたときに、「○○さんだったら、このようにするのではないか？」と物事に対しての捉え方、考え方、行動など、自分の選択によい意味でのヒントを与えてくれます。

2 年目の出来事

憧れる受付像に出会う

　　働き出して2年目のころに、当時提携していた矯正歯科医院で、矯正治療を始めることになりました。それまでほかの歯科医院をあまり経験したことがなかったのですが、とても刺激を受けたのを覚えています。それは受付スタッフの方の「上品さのなかに親しみを感じる接客」でした。お辞儀の仕方、手先の動き、声のトーンなど、そのときの自分の接客が恥ずかしいと思うくらい、とても洗練された接客でした。自分も受付としてそういう接客に少しでも近づきたいと思い、マナーの本、自己啓発本などをよく読んで、ホテルや銀行、デパート等の接客で参考になることは取り入れるようにしてきました。

1日の小目標を決める

目標設定といっても、最初は漠然としがちです。まずは、「今日は話し方」「今日は笑顔」「今日は立ち居振る舞い」など、何か一つ、その日1日のあいだに特に気をつけるテーマを毎朝決めてみてはいかがでしょうか?

一度にすべてをレベルアップすることができればよいのですが、なかなか容易ではありません。まずは、一つのことをより意識して行うことによって、それが徐々に形となり、自然にできるようになっていきます。そして次の課題を掲げていくのです。また、1日の小目標を決めることによって、1日の充実感も変わってきます。

振り返ってタイム

医院を出てから自宅に帰るまでの間を「振り返ってタイム」と名づけ、その日1日を振り返る時間にしています。自分の1日の行動をなるべく客観的に見るようにし、その日掲げた小目標を達成できたか? ミスをしたとしたら、なぜミスは起きたのか? それを繰り返さないためにはどうしたらよいのか? など、原因と再発防止策を整理します。

Column

ポチ袋

二十代前半、秘書をしていた友人が「お財布にいつもポチ袋を入れていて、急にお金をお渡ししたり、お返しする際に、裸でお渡ししないようにしている」と話していました。

それからは私もお財布にポチ袋を忍ばせるようにしました。お店で自分好みのポチ袋があればよく購入しています。

「ポチ袋を財布に入れる」ということは真似ですが、「自分好みのポチ袋を選ぶ」というところで自分らしさを出していきます。

CATEGORY 02
目標をもつ

なぜかさまざまなことが続けて上手くいかなかったというような日があります。このような日を「ダメダメデー」と名づけているのですが、そういう日は反省すべきことだらけで、自己嫌悪に陥り、否定的な気分になりがちです。

「振り返ってタイム」で重要なことは、反省とともに、必ず「ここはよかった」と思う点を見つけるようにすることです。「この部分は足りなかったけれど、ここはよかった」というように、また前向きに明日につながるよう、自分自身をコントロールしていきます。

1日を振り返り、また気持ちをリセットして切り替える習慣をつけることで、目には見えない成長を手にすることができるのです。

受付日記

新人のころ、院長から「受付日記をつけてみたら」という提案がありました。1日の出来事、失敗したこと、感じたこと、こうなりたいという目標など、長々と書いている日もあれば、数行で終わっている日もあります。ときどき、当時のノートを読み返すのですが、「こんなことを悩んでいたのか」「こんな失敗をしていたのか」と赤面しながらも、少しは今の自分の成長が感じられます。そして当時の何事に対しても一所懸命な姿勢と、できるようになりたいという向上心など、日ごろ忘れが

Column

院長の先の先を見る目

「受付日記を付けてみたら？　何年か後に、ゆうちゃんが発表をするときに役立つかも」、と、当時、院長が私にいいました。私はまだ歯科界に入りたてで、講演会や発表会があるとも知らず、ハテナ？　の状態だったのですが、それから数年後に本書の執筆に参加させていただいたり、発表をさせていただく機会がありました。歯科医院を開業していた当初から、院長は先の先の医院の姿までイメージしていたのだなと実感しました。

ちになっている仕事に対する「新鮮な気持ち」を思い出させてくれる貴重なノートです。「受付日記」は反省ノートでもあり、自分に励ましを与えてくれる元気ノートでもあります。

いまも気持ちを整理したり考えをまとめるときには、文章にするようにしています。書き残すということは、自分自身を客観的に評価することなので、ぜひおすすめしたいことです。

Column

ホスピタリティについて考えると……

ホスピタリティとは「マナーという技術」と「おもてなしという心」から成り立つといわれていますが、マナーという技術はマナー本を読んで自分なりに習得していくことができます。

新人のころは、よく本屋さんで接客の本を探していました。そしてこんなにホスピタリティ関係の本が沢山あるということは、世のなかにホスピタリティが求められている時代の現れなんだと感じました。もし、どの歯科医院でもある一定レベルの心地よい接客が当たり前になれば、そこで他院との違いを感じていただける歯科医院にならなければなりません。その違いは受付本人の人柄や人間性なのだと思いました。魅力ある受付になるためには、自分はもっともっと内面も外面も磨いて成長していかなければならないと思いました。

心のこもったおもてなしをするためには、患者様が何を感じているのか、何を求めているのかを感じ取ることが大切です。私はもともと鈍感なほうなので、さまざまな物事に対して、五感を使って気づく能力やキャッチする能力を鍛え、感性を磨いていく必要がありました。またよいことがあったから機嫌よく明るい接客をする、嫌なことがあったから暗い接客をするというようなバラついた接客にならないためにも精神力を鍛える必要もありました。

この、心を磨くという作業は今でも毎日、反省と勉強の日々のなかで繰り返しています。

CATEGORY 02 目標をもつ

目標設定図

　以下のような表を作って、1年の節目のときに、達成できたか、長所や短所の見なおし、新たな目標の設定などをします。

- 時間を区切って目標を設定する（最終目標）。
- 最終目標を達成するために必要となってくる中間目標を決める（最終目標によっては中間目標がない場合もある）。
- 中間目標を達成するためには、毎日自分は何をしていけばよいのか？を考えることで毎日の課題が見えてくる。

年　月　日	強み・長所	弱み・短所
現在　　　歳	・	・
	・	・
	・	・

	仕　事	プライベート
1年後　　　歳	・	・
	・	・
	・	・
2年後　　　歳	・	・
	・	・
	・	・
5年後　　　歳	・	・
	・	・
	・	・
10年後　　　歳	・	・
	・	・
	・	・

　自分の長所、短所をあげて、自分の理想像に近づいていくためには「何が必要なのか？」を整理する。たとえば仕事面での1年後は、秘書検定に合格する、レセプト業務を一人でできるようにするなど、またプライベートな面では、3年後にホノルルマラソンに出場するなどといったように、具体的になりたい自分や、チャレンジしたいことを書き出してみます。目標設定図ができあがると、いま、自分がやるべきことが見えてきます。

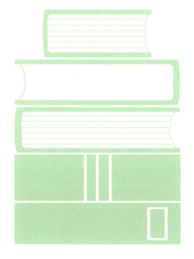

Column

接遇とは

　接遇という言葉の意味としては「もてなすこと、応接すること、接客業務時における客に対する接客スキルのこと」などが挙げられます。歯科医院における接遇は、「こうで、こうあるべきで」というような正解というものはないのかもしれません。その医院にふさわしい、医院に合わせた接遇をすることが大切だと考えています。たとえばご高齢の患者様が多い医院でしたら、かしこまった接遇よりも親しみのある接遇が求められます。

　医院によって設備やシステム、患者様の来院数など、さまざまです。自院の方針や目指す姿を理解し、自分は医院のなかでどういう受付像を求められているのか、そして自分が目指している受付像とすりあわせます。そして患者様に気持ちよく通院していただくためには、自分はどのようにしたらいいのかを考えて行動し、日々患者様と接していくことで、その医院らしい接遇が確立されていくと考えています。

CATEGORY 03
ホスピタリティ

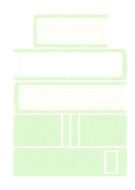

歯科医院にも接客サービスが必要な時代

　現代の医療業界は、3C時代（Choice〔選択〕、Competition〔競争〕、Cut〔コストカット〕）といわれ、また顧客満足度（Customer Satisfaction：CS）の重要性も浸透してきています。

　歯科医院も一昔前とは異なり、患者様の医療に対する意識レベルの上昇にしたがって、技術だけでなく、より充実したサービス（ホスピタリティ）が求められるようになっています。どの歯科医院でも一定レベルの接客サービスを行うのは当然のこととされています。

　そこで他院との差別化を図っていくには、自院のコンセプト・院長の思いをスタッフ全員が理解して共有し、自院独自のカラーをもつことが重要となります。そしてそれは、一人ひとりの人間力によって生み出されると思います。

　人間力を上げるためには、「相手のことを思う」ということが基本として必要です。日々、数ある歯科医院から当院をお選びいただいたことに感謝しながら、相手を思い、患者様のために、自院のために何ができるのかを考え、五感を使って働くことによって、感性が磨かれます。その結果、おもてなし力が身につき、人やモノの本質を見抜く力、人間力がアップしていくのだと思います。

相手のことを思いやる気持ち

　「ホスピタリティ＝心のこもったおもてなし」……。それは、どのようなものでしょうか？

　言葉にすると簡単なようですが、その答えは決してマニュアルにもありませんし、正解は一つではないのかもしれません。

相手の心が感じるものですから、奥深いものです。サービスを提供する側にとって、日々、心で感じ、考えることが大切だと実感しています。

まずは「自分が相手にしてもらって嬉しいと感じることは何か？」を考えてみることが大切です。そしてそのためには「見る」ではなく「視る」、「触る」ではなく「感じる」、「聞く」ではなく「聴く」というように、感性を研ぎ澄ますことが必要になります。

豪華な花を飾ったり素敵な雑貨を置いたりして、院内をお洒落な雰囲気にすることも必要でしょう。けれども、飾った花がしおれていたり、お手洗いやパウダールームの水回りの清潔さが保たれていなかったなら、いくら院内を飾っていても、それはとりつくろいとしか感じられないのです。患者様に対して、いつも気配りを怠らないでいることは、心地よく快適に過ごす空間を共有できることにつながり、一つの信頼関係が構築されるのです。

患者様お一人おひとりを大切に

患者様には平等に接するようにしていますが、一方、患者様それぞれに、何か特別感というか、「自分のことを大切に思ってくれている」と感じていただけるよう心がけたいものです。患者様の気持ちに寄り添えるようなお声がけや態度が、患者様の心を引きつけるのではないのでしょうか？

そして、ホスピタリティで大切なことは、まずは自分の身近な存在であるスタッフ、友人、家族を思いやることから始まります。身近な存在の人たちに対しては、つい「言わなくてもわかっているだろう」「伝わっているはず」と思ってしまいます。しかし、「ありがとう」や「ごめんなさい」など、思ったことをきちんと伝えることも大切です。お互いに気持ちよくいられるためには自分には何ができるか、考えてみましょう。身近な存在を大切にできなければ、患者様にも温かく接することはできないと思います。

CATEGORY

04

院長からひとこと

―仕事とは？

　第1章では「働く意味」をお話ししましたが、毎日充実して働いている方にとって、働く意味などはわざわざ考える必要もないことですよね。しかし、充実感を持てず、イライラしてストレスを抱え、やり甲斐を感じていない場合に、「何のために働いているのか？」などの疑問が湧き上がってくるのです。もしこのような疑問があるとしたら、それは自分自身の心が危機的な状況にあるのかもしれません。

　人は、マイナスの行動を起こす際に「言い訳」をしがちです。自分の仕事に対し、「辞めたい」「何のために働いているのだろう？」と感じたとき、「働く意味」を否定的に整理しようとします。立派な「働く意味」が欲しいという前に、まず、自分自身の仕事を精一杯やっているか？　やるべきことを丁寧に積み上げているか？　患者様や同僚に喜んでいただきたいと思いながら仕事をしているか？　を考えてみてください。恐らく、自分の都合ばかり考えて仕事をしているはずです。

　働いて間もないスタッフが、「自分に合っていない」と言い、退職していくケースをよく耳にします。このような場合の多くは、まだ具体的に何も手をつけておらず、足を踏み込んでいない場合がほとんどです。自分の能力も解らないまま、ただただ仕事が楽しくないから自分に合っていないと判断しているのです。

　仕事とは、「社会の役に立つこと」「他に貢献すること」とブッダは説いています。他人の役に立つからお給料がいただけるのです。医院で働き、医院や患者様に貢献して始めて仕事をしたといえるのです。また貢献したか否かは自分が決めるのではなく、他人が評価するものなのです。

　「自分に何ができて、何ができないのか」は実際に一生懸命にチャレンジし、成功や失敗を繰り返すなかで学び、結論が出るものです。まずは、どんな仕事も丁寧に一生懸命に取り組むことが重要です。そうすれば、周囲から評価され、達成感を得て、仕事の楽しさを味わうことができるのです。見ている人は必ずいます。「この仕事は自分に合っているのかな？」「辞めようかな？」と働いてすぐに結論を出す前に、精一杯働き、他人の役に立っているかを考えてみましょう。　（林　美穂）

受付は医院の顔

好印象を感じていただくために

旅館やホテルでよくいわれる話があります。「お客様というのは、設備や料理に1回目は感動してくださる。しかし、2回目にはその感動が半減し、3回目には当たり前だと思う……」(『おもてなし力が身につく57の習慣』林田正光著、こう書房、より)。

お客様にまた行きたいと思っていただくためには何が大切なのか？ それは「ホスピタリティ」が重要ということです。歯科医院も同じだと思います。設備などのハード面も大切ですが、ソフト面であるおもてなし力・人間力がより重要なポイントになってきます。

私たちスタッフが設備などのハード面を変えるには限界がありますが、ソフト面であるおもてなし力・人間力というのは私たちの意識や行動次第でどのようにでも変えていくことができます。

患者様の期待を上回るようなホスピタリティあふれる医院にするためには、基本のビジネスマナーをふまえたうえで、私たち受付はどのように振る舞い、考え、行動し、患者様に接していけばよいのでしょうか？

第2章では、そのことについてお話をしたいと思います。

CATEGORY 01
外見と第一印象

第一印象は大切

　対人関係において、相手と話した内容・言葉よりも、その人の外見や話し方が第一印象に最も影響を与えるといわれています。

　第一印象を決定づけるのは、視覚（外見）が55％、聴覚（音声）38％、言語（言葉）が7％（メラビアンの法則）、そして第一印象を決める時間は5秒から15秒なのだそうです。つまり、「人は外見ではない」とはいいながら、外見で多くを判断してしまうのは事実のようです。そして、初対面の印象が悪いと、それを乗り越えるのはなかなか難しいものです。

　会社員がスーツを着用しネクタイを締めて、清潔なシャツを着て人に会うというのも、まず第一印象が大事なことを知っているからなのでしょう。私たち受付にとっても、笑顔と身だしなみが大切なのです。

医療人としての身だしなみ

　「医療人としての身だしなみ」とは、まずは「清潔」であることです。

　そしてここでもう一つ大切なのは「清潔感」で、自分が感じるのではなくて他者が見て「清潔と感じるかどうか」ということです。

　たとえば、洗濯したワイシャツを着ていたとしても、シミがついていたり、しわだらけだったりすれば、「清潔感がある」とはいえません。

　医院の雰囲気に「調和」し、全体とのバランスがとれていること、また効率よく働くためには「機能的」であることも重要です。

就業前の身だしなみチェック

　身だしなみで相手に不快感を与えてしまうと、たった一人のために医院全体の印象も悪くなってしまいます。医院の制服を着用するからには、常に清潔で控え目で、そして品位ある身だしなみを心がけましょう。また、身だしなみは自分自身の考えによるものではなく、他者があなたをどう見ているかを基準に、考えるものです。

☑ Check point!　就業前の身だしなみ

　同じ制服を着ているのに、人によって着こなしの差がでることがあります。それは、似合う、似合わないではなく、自分の身だしなみにどれだけ気を配っているかどうか？　その少しの気持ちの差なのです。

　当院では、「医療人としての身だしなみ」ができているかどうか、就業時間前に鏡を見ながら、後ろ姿まで全身をチェックしています。

- **表情**：朝は表情も硬くなりがちです。鏡を見ながら口角を上げて笑ってみましょう。
- **髪型**：乱れたり、はねたりせずにまとまっていますか？
　　　　　顔が隠れていませんか？　髪の色は明るすぎませんか？
　　　　　前方からだけでなく側方、後方からも鏡で確認しましょう。
　　　　　長い場合は一つに束ねたり、まとめたほうがすっきりします。
- **お化粧**：ノーメイク、厚化粧は避けましょう。
　　　　　顔色がよく見えるさわやかなナチュラルメイクが理想的です。そのためには健康管理も大切です。自分らしさ、自分がよく見えるメイクを知ることも大切です。
- **制服**：きちんと洗濯され、清潔なものですか？
　　　　　襟口、袖口は汚れていませんか？
　　　　　自分に合ったサイズを着ていますか？
　　　　　胸元などの肌の露出度にも気をつけましょう。
- **名札**：名札は自分の分身です。必ず鏡で全身を見て、バランスのよい位置で、曲がらないようにまっすぐつけましょう。
　　　　　つける位置や角度によっては、だらしない印象を与えます。
　　　　　少し上のほうにつけたほうがすっきり見えます。

CATEGORY 01 外見と第一印象

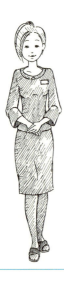

- **爪、手**：他者からも自分自身からもよく目に入るところです。女性として気持よく仕事ができるように、日ごろからお手入れしておきましょう。爪は伸びていませんか？　清潔にしていますか？　マニキュアも避けたほうがよいでしょう。
- **ストッキング**：肌の色や洋服の色に合ったものを着用していますか？　必ず、伝線した場合の予備を準備しておきましょう。
- **靴**：汚れていませんか？　自分の目が届きにくいところですが、椅子にお掛けになって目線が低くなっている患者様の目に入るところです。きれいに拭いておきましょう。
- **後ろ姿**：座りじわや抜け毛がついていませんか？　自分がどう見えているのか、見られているのか、確認しましょう。

Column　ココロとカラダの関係

　楽しいから笑い、笑顔になるというのは当然ですが、まず自分で先に笑顔を作ることで気持ちが明るくなるという心への作用があるそうです。たとえば忙しさで心がざわついているときは、肌のお手入れや体のメインテナンスなどに気が回らなくなりがちです。そうするとココロもカラダもなんだか元気がなくなってしまうようです。そういうときにこそ、自分を労って、何か少し自分に手をかけてあげましょう。
　女性は自分のお肌や体のコンディションがよいときは、心も軽やかになるものです。日ごろから自分で自分を大切に労わってあげることも大事なことです。

30　WELCOME to DENTAL OFFICE

余裕をもつ

「睡眠不足で化粧のりが悪い」「寝坊して、髪がはねたまま来てしまった」……。

女性ならば、そうした場合、一日中気になり、心までざわざわと落ち着かないことと思います。規則正しい生活をし、心身ともに健康であることは、仕事をするうえでとても大切です。

プライベートな時間の過ごし方はもちろん自由です。けれども、自分の体力や通勤時間などを考え、翌日に響かないように自分をコントロールすることも、社会人の常識です。毎日を心身ともにコンディションよく過ごすためには、基本生活に余裕をもっててていねいに過ごすということが大切です。余裕をもって過ごすということは、時間を上手に使うということでもあります。時間に余裕がないと、仕事のミスも多くなります。

就業前の身だしなみのチェックも、時間に余裕がないとできません。朝食をしっかり摂って、少し早めに出勤する、終業後は心地よい明日につながるような過ごし方をするなど、自分らしさも大切にしながら、余裕のもてる日々を心がけたいものです。

Column

1日は人生の縮図

「知的な女性になりたい！」と思うだけで、翌日、目が覚めたら知的な自分になっているということはありせん。雰囲気のある素敵な女性と接して感じることは、その人の雰囲気にはその方の毎日の過ごし方、生き方が表れているということです。

「可愛らしい少女は偶然であり、美しい女性は達成である」と言います。「美は1日にしてならず」で、何事も毎日の積み重ねが大切ということです。

. CATEGORY .
02
立ち居振る舞い

常に「見られている」という意識をもつ

　当院の受付カウンターは患者様と対面式になっています。常に患者様に「見られている」という意識をもって、立位では、おへその下に力を入れ、頭の上から引っ張られている感じで立ち、手は前で組むようにします。座位では、椅子に深く腰掛けず、患者様から見えなくても、足を組んだりせずに膝をつけるようにします。

　見えるところだけきちんとして患者様に接しても、見えていないところの緊張感のなさは、何かしら相手に必ず伝わるものです。心と体を一つにして、常に意識を患者様に向けることが大切です。

　また、当院では、受付の制服として、スーツを着用しています。

　開業当初は、歯科衛生士と同じワンピースを着用していましたが、制服がスーツに替わってからは、以前より姿勢に気をつけるようになりました。スーツは体にフィットする分、姿勢を正しく保っていないときれいなラインがでません。スーツの制服は身も心も引き締まる感じがします。

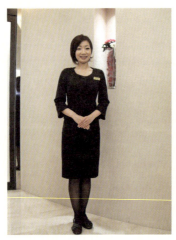
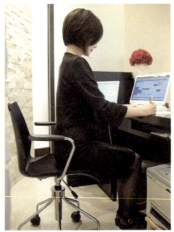

距離感

　人にはそれぞれパーソナルスペースという、相手と接するときに侵されたくない領域があるそうです。人によってその距離感は異なるので、相手によってそれぞれの快適な距離感を考えながら接するようにしています。椅子にお掛けになっている方やお子様には、必ず腰を落として目線を合わせます。ご年配の方には、近づいて誘導するようにし、男性か女性かによっても、適切な距離感を考えます。

手先の動き

　物の受け渡し、ドアの開け閉めなどは、両手で行うようにしましょう。
　片手を添えるだけでも女性らしい所作になり、物の受け渡しの場合は物を落としにくくするという利点もあります。また、エレベーターのボタンを押すときなどは、指をそろえて中指を使うと美しく見えます。

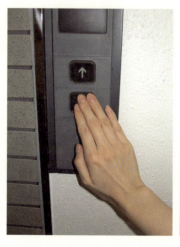 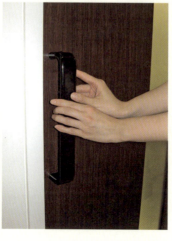

立ち居振る舞い

ながら動作の禁止

　診療室を移動しながら、ゴミが落ちていたら拾う、床が汚れていたら拭くというような「ついでの動作」はOKですが、たとえば「歩きながら患者様と挨拶をする」など、一つのことをしながら別の動作をしないよう心がけましょう。「立ち止まって相手の目を見て挨拶をする」といったように、一度動作を止めることによって、メリハリがつき、きちんとした印象を与えることができます。「落ち着いた動作」は、患者様に心地よさを与えるとともに、自分自身の心にも、ゆとりと落ち着きをもたらしてくれるものです。

　まずは、自分の動作を客観視して、できていないところは、一つひとつ意識して行うようにしましょう。その毎日の積み重ねが自然と形になっていきます。ながら動作というのは、結局どちらの動作にも心が込もっていない中途半端なものになり、ミスもしやすくなるものです。一つずつの動作がたとえ小さな動作、短い動作であったとしても、心を込めて行える女性になりたいものです。そして、仕事のなかで心がけていることは、日常生活に表れてきます。身だしなみ、立ち居振る舞い、表情というのは自分の内面そのものです。自分にいかに手をかけているかは、この３つに表れてきます。また、仕事中に気をつけていることは、必ずプライベートな場面にも表れてきます。仕事中、より意識をすることで所作の美しい女性に少しでも近づけたらと考えています。

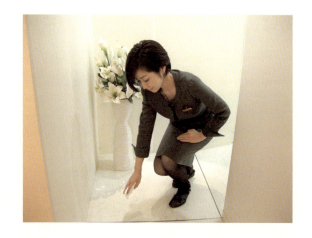

8 年目の出来事

女性の美しさ

　勤務して8年目に、関係者の方が患者様として来院されていたご縁もあり、マナースクールに通わせていただきました。そこでは自分をより高めたいという、年齢も職種もさまざまな女性たちがたくさん学びにきていました。それまで自分なりに本を読んで勉強していましたが、30歳を迎え自信もなく、自分自身このままでいいのか悩みが多い時期でしたので、向上心をもって頑張っているクラスメイトと、女性として素敵な講師の先生方に出会い、たくさんのよい刺激をもらえたと思っています。

　若いころは若さと元気で、明るく笑っていけることもありますが、年齢を重ねていくとそれだけではなく、その人のそれまでの生き方もにじみ出てくるものです。女性の美しさは内面と外面のバランスが大切、と教えていただきました。

CATEGORY
03
挨拶が、かけ声になっていませんか？

> 笑顔でいつも気持ちよく

　挨拶の基本は、以下のようにするのだそうです。
- **あ**：明るい声で相手の目を見て
- **い**：いつもどこでも誰にでも
- **さ**：先に自分から
- **つ**：続けてプラスアルファの一言（ひとこと）（これが大事）

　「続けてプラスアルファの一言」を添えることで、そこから会話が広がります。その際は、「はい」や「いいえ」で答えが返ってくる「閉じた質問」ではなく、「開いた質問」になるようにします。たとえば、「おはようございます。ご旅行はいかがでした？」などというように……。

　私たちは毎日、患者様、業者さん、院長、スタッフなど、さまざまな方々と挨拶をします。挨拶は社会人としてマナーの基本であり、また人とのコミュニケーションを図るうえでとても大切なものです。

　女性は、挨拶にプライベートな事情が出やすいといわれます。「いつも変わらない自分」でいることを心がけなければなりません。体調や落ち込んだ気分がでないように、また反対にはしゃいで浮わついた挨拶にならないよう、心がけましょう。

> 笑顔は最高の身だしなみ

　心からの笑顔によって、「私はあなたの敵ではありません」「私はあなたを受け入れています」というメッセージを相手に送ることができ、患者様に安心感を与えます。受付に相応（ふさわ）しい笑顔として、口角を5mm上げてみてください。患者様がいらっしゃらなくても常に笑顔でいることが理想的です。

気持ちを込めることの大切さ

●「おはようございます」

職場での最初の挨拶は、患者様ではなく、院長をはじめとするスタッフへの「おはようございます」だと思います。スタッフ間の朝の挨拶というのは、その日1日を導く大切な一言です。

たとえば、自分が「今日も1日張り切って頑張ろう」という気持ちで挨拶をしたとします。ところが、相手がこちらの顔も見ずに口先だけの挨拶を返されたとしたら、なんだか寂しく感じませんか？

朝の挨拶は、明るく、元気な声で、笑顔で、相手の目を見て行うように心がけて、相手も自分も気持のよい1日のスタートが切れるようにしたいものです。

●「ありがとうございます」

私の友人は、「ありがとうございます」をいつも素敵に言うのです。

その友人に教えてもらったことは、「すみません」は「心が澄んでいない自分を反省する」言葉で、「ありがとう」は「有り難い、有るということが難しい、当たり前ではなく大変貴重なこと」を意味するのだということです。

そのことを知って以来、相手に何かをしてもらったときには、「すみません」ではなく「ありがとう」を使うように心がけています。

「ありがとう」と言われて悪い気分になる人はいないはずです。

「ありがとう」は、魔法の言葉といわれているように、言う側も言われる側も気持ちのよい言葉です。毎日、口にできる機会があることにも感謝して、素敵に「ありがとう」を言いたいものです。

お辞儀の種類

状況に応じて、3つの深さ（角度）を使い分けます。ビジネスシーンでは、ペコペコと何度も頭を下げるよりは、1回のお辞儀を心を込めて行うほうが、相手に気

CATEGORY 03 挨拶が、かけ声になっていませんか？

持ちが伝わり、また美しく見えます。

●会釈（角度 15°）

　会釈は一番軽いお辞儀です。入室・退出時、来客にお茶を出すとき、また人とすれ違うときなどに用います。軽いお辞儀だからこそ、人とすれ違う場合などでは、必ず立ち止まって行います。

●敬礼（角度 30°）

　一般的なお辞儀です。患者様や来客の送り迎えの際、また上司から指示を受けたときなどに用います。

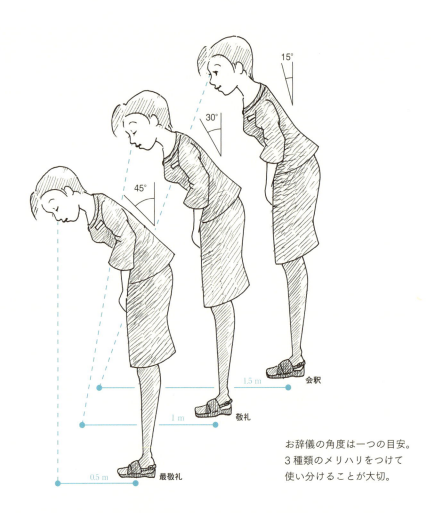

お辞儀の角度は一つの目安。
3種類のメリハリをつけて
使い分けることが大切。

●最敬礼（角度45°）

　相手に深い敬意を表す、最もていねいなお辞儀です。大事なお客様、また謝罪やお礼の際に用います。相手よりも先に頭を上げないようにします。

☑ **Check point!**　　**お辞儀の仕方**

- 背筋を伸ばして、左手を上に体の前方で軽く重ね、相手の目を見ます。
- 「語先後礼」で、先に挨拶、お礼、謝罪などを述べた後に、お辞儀をします。
- お辞儀の角度を意識しながら、腰から上体を前に傾け、視線は相手の足元あたりに合わせます。
- お辞儀をしたあとすぐに上体を起こさず、ひと呼吸（約3秒）おいて、ゆっくりと上体を起こし、最後に相手の目を見ます。お辞儀をして上体を上げたあとの表情は大切で、お詫び以外はにこやかな表情で行います。

Column

「お疲れ様でした」

　患者様の治療が終わった際には「お疲れ様でした」とお声がけしますが、働き出して数年経った時に、ふと「お疲れ様でした」のひとことが単なるかけ声になっていないか？　と自問自答しました。

　開院当初で新人の頃の「お疲れ様でした」と、いま現在の「お疲れ様でした」の一言は、患者様の心にどのように伝わっているのか。開院当初はまだいまよりも患者様の来院人数も少なかったので、お一人おひとりに心から労って発していたと思います。それから患者様の来院数も増え、「治療が終わった患者様には『お疲れ様でした』とお声がけする」と院内で決まっているから無意識に発していないか、と考えるようになりました。

　自分が治療を受ける患者様側だったら、また歯科治療が苦手な患者様だったら、とあらためて想像してみると、治療で疲れた後には心がホッと癒されるようなお声がけをしたいものです。1日に何十回と行うことですが、心が伝わるように患者様の目を見て笑顔で心を込めてお声がけをすること、初心を忘れずに行いたいものです。

CATEGORY 04

電話での応対

電話での自分の第一声が医院のイメージに直結する

　電話応対の三原則として、顔が見えないからこそ「迅速に」「正確に」「親切・ていねいに」行わなければなりません。

　電話応対のよしあしは、医院のイメージに直結します。予約制の医院の受付は1日に何十回と電話に出ることと思います。受付にとっては今日何十回目の電話でも、かける側にとっては1回目であることを忘れてはいけません。変に慣れてしまわず、常に一定レベルの電話応対ができるよう、よい緊張感をキープすることが必要です。

　電話に出たら、その電話に集中することも大切です。忙しいときはほかの作業に気をとられがちですが、電話の相手にその背景は必ず伝わってしまいます。顔が見えないからこそ、笑顔で落ち着いて対応することが大切です。そして、その笑顔は声のトーンや話し方に表れてくるものなのです。

電話マニュアル

　当院では着信コールが鳴ったら、左手に受話器、右手にペンを持ち、なるべく2回以内に取るように心がけています。もし3回以上になってしまった場合は、「お待たせいたしました」の一言を添えます。声の高さは、ドレミファソの「ソ」の音がよいそうです。

　その時間帯にふさわしい挨拶の言葉や、アポイント変更時の取り決め、院長にすぐに取り次ぐ方のリストなど、医院の誰が出ても一定レベルの応対ができるよう、「電話マニュアル」を作成しています。

　診療室に取り次ぐ場合は、電話メモを使用します。お電話いただいた方のお名前、ご用件を記入し、診察されている患者様に失礼のないよう筆談で対応します。その

際は、電話メモに記載されている「出る・かけ直す・用件を聞く」という選択肢を、指差すだけで会話が成り立つようにしています。

電話の取り次ぎ対応例

●院長宛の電話

当院では事前に、「院長へすぐに電話を取り次ぐ方」を確認していますが、あからさまな営業電話以外は受付で勝手に判断をしないで、必ず院長に確認するようにしています。

よく、当院の院長が他院に電話をして、先方の院長先生をお願いしたら、「『院長はただいま診療に入っています』と受付が断ることがある」と話していました。お昼休みの時間にかけることができたらいいのですが、医院によってお昼休みの時間も違いますし、急ぎの用件の場合もあります。

先方の先生に失礼のないよう、手術やコンサルテーション、来客中以外は必ず院長に確認します（来客中でも状況によってはメモで確認をします）。

診療中は、治療されている患者様に失礼のないよう電話メモを使用します。手術中は、「大変申し訳ございません。ただいま手術に入っておりまして、もしよろしければ終わり次第、こちらからお電話を差し上げてもよろしいでしょうか？」などとお伝えして、緊急でないか確認します。もし手術が終わる時間がわかるようであれば、おおよその時間もお伝えするようにします。

●営業電話の断り方

☎「大変申し訳ございません。（手術中でなくても）ただいま、院長は手術に入っております。私でよろしければ、ご用件をお伺いいたしましょうか？」（ご用件を伺って）大変申し訳ございません。ただいま広告関係は全てお断りさせていただいております。せっかくですが、また何かの折はどうぞよろしくお願いいたします。ご連絡ありがとうございました」

● 自分では営業電話か判断できない場合

　院長に電話メモで確認して、院長が知らない方の場合は要件を伺って判断していきます。

📞「大変申し訳ございません。ただいま診療に入っておりまして～（ご用件を伺って）診療が終わり次第、院長に確認いたします。（何度もかかってくるのを防ぐために）お願いしたい場合はこちらからご連絡させていただいてよろしいでしょうか？」

● 何度もかかってくる場合

📞「院長に確認いたしましたら、今回はご遠慮させていただきたいとのことでございました。大変申し訳ございません。また何かの折はどうぞよろしくお願いいたします。お電話ありがとうございました」

> 電話の相手だけでなく……

　電話応対で注意していることは、常に待合室の患者様に「聞かれている」「見られている」ということです。たとえば、受付がていねいな応対で患者様をお出迎えしたにもかかわらず、電話応対の際に相手に応じてフランクな口調で話しているのを見聞きしたとすれば、患者様はそのギャップをどう感じるでしょうか？　気にしない方もいらっしゃるかもしれませんが、相手によって対応が変わることをマイナスにとらえる方もいらっしゃるでしょう。

　逆に、電話の相手には見えなくても、お礼やお詫びの際に軽く頭を下げたり、電話を切る際に、直接受話器を置かずさりげなくフックを使ったりしているしぐさを見ると、ていねいさを感じとってくださると思うのです。

　大切なのは、何事にも常にていねいで優しく、そして美しくと心がけることです。

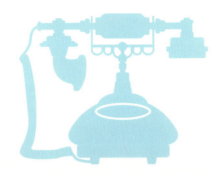

> Column
>
> ## 電話応対・新人のころ
>
> 　新人のころは電話応対が苦手で、毎回電話が鳴るたびドキドキしていました。毎朝出勤のとき、頭のなかで電話応対のことを考えていて職場のエレベーターのボタンを押し忘れて上の階まで行ってしまったのを思い出します。
>
> 　こちらから電話をかける場合は、かける前に頭のなかで整理できますが、電話を受ける場合はさまざまなシチュエーションがあり、スムーズに応対ができないことも多々ありました。
>
> 　その当時は、お電話を下さる先生方、業者の方、院長のお知り合いや、患者様など、お名前とお電話からの雰囲気、また院長との関係性などもしっかり覚えていくことから始めました。そしてマナー本の電話応対例から敬語やクッション用語などを勉強して、電話に出るたびに上手く対応できなかったと感じた際は、もう一度自分のなかで繰り返し行ってみます。こういう場合はどうお話ししたらよかったのだろうと考えたり、そして自分なりに応対例をノートにまとめて復習するようにしていました。そうすることである程度電話応対のフレーズを自分のものにすると、言葉が自然に出てくるようになります。電話応対は回数を重ねていくといろんな場面にも対応できるようになってきますが、慣れてきてもいまの言い方はよかったのか？　と自分で省みながら行うように心がけています。

CATEGORY 05

来客への対応

笑顔で明るくさわやかに

　患者様をはじめ、医院への来客に最初に接するのは受付です。医院の代表として、医院のイメージに相応しい対応をしなければなりません。

　まずは面識の有無にかかわらず、笑顔で挨拶をします。そして相手の方に合わせて、「お待ちしておりました」「いつも大変お世話になっております」「先日はありがとうございました」などといったお声がけをします。次に、必ず相手の目を見て、用件を伺います。

　来客の用件、アポイントの有無などによって、応接室や院長室へご案内するのか、待合室で伺うのか、そして院長に指示を仰ぐこと、受付で判断してよいことなど、あらかじめ取り決めておくとよいでしょう。

ウェルカムの姿勢で

　来客のアポイントがある場合は事前に応接室を整え、すぐに茶菓のサービスができるように準備しておきます。応接室にお通ししたら、必ず上座にご案内します。

　アポイントがある場合は、来客時間前後の診療の予約も調整をつけやすいのですが、アポイントなしの場合、受付の判断と気配りが求められます。

　忙しい時間帯の場合、院長の手が離れると、診療の流れが狂ってしまいます。困ったな、と思いがちですが、せっかく当院まで足をお運びいただいているわけですから、そういう気持ちが伝わることのないように、あわてずに「ようこそいらっしゃいました」という姿勢で対応するようにします。

　また、来客をお待たせする場合には、放っておかれているような不快な思いをさせないように、目配り、気配り、心配りを忘れずにお声がけをします。

どんな相手にも変わらない対応を

　飛び込みでセールスの方がお越しになることもありますが、その場合、面会をお断りすることが多いでしょう。けれどもその際に、「当院には関係ないから……」とぞんざいな対応をしてはいけません。というのは、受付の対応一つで、「この医院はよさそうだ」あるいは「なんだか感じの悪い医院だな」など、医院の治療技術に関係なく、判断されてしまうからです。

　セールスの方は、ほかにもたくさんの医院を見ています。そういう方に「断られたけれども、ここは感じのよい医院だな」と思っていただけるように、「せっかくお越しいただいたのに申し訳ございませんが……」「また何かのときはよろしくお願いいたします」「お越しいただきありがとうございます」など、悪い印象を与えないような応対をしなければいけません。

　どんな方にも変わらない接客をすることによってよい印象を与えることができれば、その方が患者様として来院されるかもしれません。そして当院の治療にも満足していただけたなら、これほど素晴らしいことはありません。

　現代は口コミ社会といわれるように、よい評判は6、7人もの人々に広まっていくといわれています。いいかえれば、悪い評判もすぐに広まるのです。よい印象をもってくださった患者様が、また別の患者様をご紹介くださる可能性もあるのです。通院中の患者様も同じですが、「その方の後ろにまた別の患者様の存在がある」ということを常に意識することも必要です。

　また、来客者への接客においても、待合室にいらっしゃる患者様に「見られている」「聞かれている」ということを忘れず対応しなければなりません。

名刺の管理

　受付で来客者から名刺をいただく場合があります。その際には、名刺はその方の人格そのものとみなして、必ず両手で受け取り、用件を伺っている間は、胸の高さで持ち、大切に最後まで扱わなくてはなりません。いただいた名刺はカテゴリー別に分けて保管して、必要なときにいつでもすばやく取り出せるようにします。名刺をいただいたら、裏面に日付やその方の特徴をメモしておくと、次に確認する場合に役立ちます。名刺の内容に変更が生じた場合は、すぐに訂正します。定期的に名刺の整理をするとよいでしょう。

席　次

　日本には「謙譲の美徳」というものがあり、座席には上座・下座が決められています。お客様が戸惑わないよう、迎え入れる側は心遣いが必要です。

9 年目の出来事

接遇の質を上げたい思い

　開院して9年目に医院拡張のために移転し、受付も1人体制から2人体制になりました。待合室の内装は、移転前よりホテルのロビーのような落ち着いた雰囲気になり、新しい空間で働ける嬉しさと同時に、その内装や設備に負けない恥じない接客をしなければならないと思いました。受付の応対一つで素敵な空間の雰囲気を壊すこともありますし、患者様の期待をがっかりさせてしまうこともあります。

　接遇を少しでもレベルアップするために、今度は以前院長に通わせてもらったマナースクールのコミュニケーション講座を自分自身で受講することにしました。受講料は当時の自分には決して安くはありませんでしたが、それ以上のものを得られたと思います。内容はもちろんですが、今でもそのときのクラスメイトたちとは交流があり、会えば必ずよい刺激をもらっています。学びを通して出会った友人は自分のなかでとても大切な宝物です。

●応接室の場合

・**上座**（かみざ）：最上位の席

　　　　部屋では出入り口から一番遠い席／1人がけ用の椅子より3人がけ用の長

　　　　椅子（ソファー）／飾り物などが見やすい席

・**下座**（しもざ）：最下位の席

　　　　出入り口から近い席／上座から見て末席にあたる席

お客様には上座をお勧めしますが、下座にお掛けになる方もいらっしゃいます。その際は「こちらにどうぞ」ともう一度上座をお勧めしますが、それでもお断りになるようなときには、それ以上お勧めしないほうがよいようです。

●エレベーターの場合

操作ボタンの前が下座で、下座から一番遠い奥側が上座です。乗り降りはお客様が先で、乗るときはドアを手で押さえて閉まらないようにしながら、先に乗っていただき、自分は操作ボタンの前に立ちます。降りる際は、「開」のボタンを押しながら、お客様に先に降りていただきます。

また、エレベーターでは、日ごろから下座に立ち、乗り合わせている方の利用階数をお尋ねして、ボタンを操作する習慣をつけるとよいでしょう。

上座・下座については、マナー本に必ず載っていますので、基本をマスターしましょう。そしてまた、職場以外でも意識することが大切です。

実際の場面では、常に本に載っているとおりではなく、その場で状況判断をして臨機応変に対処することもあります。たとえば乗り物ならば、安全性を重視すべきなのか、車窓からの眺めなのか。着物などの服装によっては座りやすい場所が変わってきます。「その場で相手にとって一番大切なのは何か？」という相手の心地のよい環境を考えることが求められます。

CATEGORY
05

来客への対応

茶菓のサービス

　医院によってそれぞれ決まりごとがあるかもしれませんが、一般的なビジネスマナーでは、最初に緑茶を出し、30分以上経ってのち、コーヒーか紅茶を出すとされています。

　来客時に必要があれば、何回でもお茶の差し替えをします。その際は、たとえば夏だからといって冷房のきいた部屋で冷たい飲み物を何度もお出しするのではなく、冷たい飲み物の後は温かい飲み物といったように変化をつけるとよいでしょう。

Column

エレベーターのなかで人柄がわかる？

　エレベーターに乗った際、下座は操作パネルの前になりますので、私はなるべく操作パネルの前に立ち、一緒に乗られた方の階数をお尋ねするようにしています。そのやりとりで色々な方がいらっしゃるなと思います。「○階」と階数だけをおっしゃる方、「○階お願いします」や「○階です。ありがとうございます」とおっしゃる方、何も言わずにご自分でボタンを押される方もいらっしゃいます。自分が階数を聞かれた場合は、「○階お願いします。ありがとうございます」というように、ほんの少しの時間を共有するだけですが利害のない方にも社会人として相応しい対応ができるようにしたいものです。

　そして操作パネルの前に立った場合は、まずは相手の階数を押して、それから自分の階数を押すと、より落ち着いた女性らしい動作になります。

☑ Check point!　茶菓についての決まりごと

〈緑茶の場合〉

・お茶の準備やチェックは来客の前ではしないようにします。

・お茶は湯呑みに6〜7分目程度の分量を注ぎます。

・お盆に人数分の湯呑みと茶托、清潔なふきんをのせます。

　湯呑みの底が濡れていると、茶托とくっついてしまうことがあるので、別々にお盆の上にセット
　するようにします。湯呑みのまわりや底は、出す前に必ずふきんでふきます。

・お盆は胸の高さで、湯呑みに自分の息がかかったりしないように、右か左に寄せて両手で持つよ
　うにします。

・サイドテーブルがある場合は、サイドテーブルにお盆を置き、茶托の上に湯呑みをのせ、右側か
　ら出す場合は右手で茶托を持ち、左手を軽く添えてお出しします。

・サイドテーブルがない場合は、なるべく来客から遠いテーブルの端にお盆をのせ、お出しするよ
　うにします。

・来客の正面に湯呑みの模様を向け、茶托の木目は来客と平行になるようにセットします。

・お茶とお菓子を出すときは、お菓子を先に出し、来客から見て右側にお茶、左側にお菓子を置き
　ます。

・来客の上座の方から順にお出しし、来客分を出し終えてから、自院側のより立場が上の人から出
　します。

・お盆は裏を見せず、表を外側にして左側に持ち、「失礼いたしました」とお辞儀をして退出します。

〈コーヒー・紅茶の場合〉

・カップの取っ手の向きは統一するようにします。右側はアメリカンスタイル、左側はヨーロピア
　ンスタイルです。

・ミルク、砂糖の位置、向きも統一します。スプーンに重ならないようにしましょう。

・白い食器は、茶渋に注意しましょう。

CATEGORY

言葉遣い

人間はその人の使う言葉のような人になる

　上記の言葉は新人の頃に、『女性の美しい話し方と会話術』（下平久美子監修、成美堂出版）のなかで出会ったもので、いまでも大切にしている言葉です。

　美しい言葉、豊かな言葉を使うことができれば、美しい言葉を使う人との関係が結べ、その結果、自分の人生が豊かになるそうです。ファッションなど外見のセンスを磨くことも大切ですが、女性として言葉のお洒落心も磨かなければならないと思うのです。

明るい話題を

　待合室は皆で共有する一つの空間として考え、スタッフ同士の会話も先輩・後輩関係なく、ていねいな言葉で、たとえば何か頼みごとをする際には、誰が聴いても耳障りでないような「～していただけますか？」といった「依頼形」で話すように気をつけています。

　患者様との会話でも、なるべく明るい話題を提供できるよう、マイナス言葉をプラス言葉でお返しできるよう心がけています。その際は、なんでも明るく言えばよいというわけではなく、患者様のいまの感情を理解しながら患者様の気持ちに添った言葉を返せるようになりたいものです。

　そのためには、自分の言葉を増やすことが必要です。本や新聞を読み、よい文章に触れていくことで、引き出しが増え、言葉への感性が培われていくのではないでしょうか？

言葉の置き換え

　言葉の置き換えとは、たとえば「わがまま」という言葉を、プラスの表現にすると「意志が強い」「自分に素直」などとなります。人からいわれるとしたら、「○○さんおしゃべりだよね」より「○○さん社交的だよね」と表現されるほうが嬉しいものです。また、スタッフ間で患者様のことを「○○さん神経質だよね」と言うよりは、「○○さん繊細だよね」と表現するほうが、言葉を口にする自分自身の気持ちが楽になるということがあります。

　こうすることで、相手に対して「肯定的なイメージ」をもつことができます。

　コミュニケーションの場において、自分から好意をもって相手に接すると、その好意は必ず相手に伝わります。同様に苦手意識をもって接すると、不思議となにかしら相手に伝わってしまうものです。

　プラスの表現を意識してするようになると、相手のよいところ、肯定できるところを探すようになります。たとえちょっと苦手だなと思うような相手に対しても少しでも「肯定的なイメージ」をもつことができれば、対人関係もスムーズになるはずです（『EQ　相手のこころに届く言葉』髙山直、日本実業出版社、より）。

☑ **Check point!**　　明るい表現／言葉の置き換えの例

わがまま	意思が強い・自分に素直	太った方	ふくよかな方
がんこ	こだわりがある	痩せた方	スレンダーな方・細身な方
おしゃべり	社交的・話題が豊富	老けた	落ち着いて見える
神経質	几帳面・繊細	派手	華やか
暗い	控えめ	浪費家	気前がよい・太っ腹
年寄り	人生の先輩・ご年輩の方	変人	ユニーク

言葉遣い

言葉の力

　言葉というのは大変奥深く、使い方によっては相手を傷つけてしまうことも、救ってさしあげることもできます。それが言葉のもつ力です。相手への影響の大きさはもちろん、言葉は自分自身の感情にも大きな影響を及ぼします。愚痴をこぼしたり否定的な言葉ばかり使っていると、結局は自分自身が辛くなります。常にプラスの表現を心がけ、よい意味で自分の感情を前向きにコントロールしていくことも社会人としてとても大切です。

敬語について

　尊敬語、謙譲語、ていねい語を適宜使い分けます。
- **尊敬語**：相手の動作や状態を尊い、相手を高める。
- **謙譲語**：相手はそのままで、自分や身内の動作や状態をへりくだらせることで、相手を高める。
- **ていねい語**：会話のなかで物事をていねいに表すことで、相手に敬意を表す。

　好感を与える話し方をするには敬語は重要です。無理をしてまちがった使い方をするより、心を込めて話したほうが誠意が伝わるという人もいらっしゃいますが、敬語を上手に使いこなせるにこしたことはありません。日ごろから自分で意識して使うことが大切です。

　敬語を使いこなすには、まず、自分で勉強することが必要です。最近ではマナー本もたくさん出版されています。それらを利用し、次は自分の周りから学んでいきます。上司、スタッフ、またお店やホテルの接客の仕方など、実際に使われているシチュエーションなども体験しながら参考にします。また、自分の発している言葉を常に意識することも重要です。まちがった使い方をしていないかと、言葉を発したあとで、こう表現すべきだったと反省することも大切な学びの一つです。敬語を使う機会を設け、実際に意識して使うことによって、言葉が磨かれていきます。

☑ Check point!　基本的な敬語

普通の言葉	尊敬語	謙譲語
言う	おっしゃる	申す・申し上げる
見る	ご覧になる	拝見する
聞く	お聞きになる	伺う・拝聴する・承る
行く	いらっしゃる・おいでになる	参る・伺う
知る	ご存じになる	存じる・存じあげる
来る	お越しになる・いらっしゃる	参る・伺う
いる	いらっしゃる・おいでになる	おる・おります
する	なさる	いたす・いたします
与える	くださる・たまわる	さしあげる・進呈する
食べる	召し上がる	いただく・頂戴する
見せる	お見せになる・見せられる	ご覧にいれる
借りる	お借りになる・借りられる	拝借する
わかる	おわかりになる	かしこまる・承知する
もらう	お受けになる	いただく
思う	思われる	存ずる
会う	お会いになる	お目にかかる

☑ Check point!　接遇用語

普通の表現	接遇用語	普通の表現	接遇用語
私（わたし）	わたくし	そんなこと	そのようなこと
私（わたし）たち	わたくしども	そうです	さようでございます
昨日（きのう）	昨日（さくじつ）	ありません	ございません
今日	本日	どうですか	いかがですか
明日（あした）	明日（あす・みょうにち）	構いませんか	お差し支えございませんか
あとで	のちほど	そのとおりです	ごもっともでございます
この前	先日	わかりました	かしこまりました
さっき	さきほど	残念ですが	あいにくですが
この・こっち・これ	こちら	すみませんが	恐れ入りますが
あの・あっち・あれ	あちら		申し訳ございませんが
その・そっち・それ	そちら		お手数ですが
どの・どっち・どれ	どちら	できません	できかねます
少し・ちょっと	少々	わかりません	わかりかねます
用	ご用件	知りません	存じかねます
ミス	不手際	しないでください	ご遠慮願えませんでしょうか

. CATEGORY .

07

院長からひとこと
―気配り上手になろう！

　どんな「気配り」でも、その根底にあるのは「相手を大切に思う気持ち」があります。つまり、「気配り」とは相手を尊重するということなのです。「気配り」上手な人に共通していえることは、①周囲をよく観察している、②聞き上手である、③他人を安心させる穏やかさがある、③謙虚である、④笑顔を絶やさない、⑤他人を喜ばせたいというサービス精神がある、などが挙げられます。

　先日、当院でこんなことがありました。いつもタクシーでお越しになる患者様が、お帰りになる際に雨が降っていて、タクシーを予約できず困っていました。そこで、当院の受付がこっそりと患者様に気付かれないように、診療室のスタッフに外でタクシーを拾ってくるようにお願いし、さりげなくタクシーを準備している姿を目にしました。患者様自身がタクシーをご自分で拾うこともできたでしょうが、この気配りが患者様を思いやるということなのだと嬉しくも頼もしく、誇らしく感じたひとときでした。

　誰でも「特別に扱われている、大切にされている」と思うと、気持ちがよく嬉しいものですよね。

　このように、受付の「気配り」は院内にも連鎖して、よい連鎖が生まれます。まさしく、「受付は医院の鏡」です！

（林　美穂）

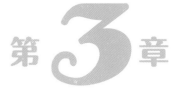

第3章

始業前の準備と受付業務

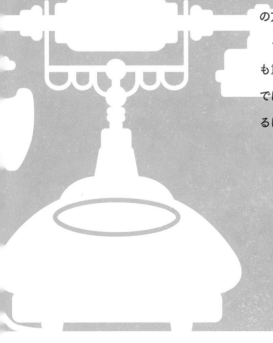

　受付の業務内容と範囲は医院の環境によって異なると思いますが、基本的には毎日の窓口業務、予約・会計業務、そして毎月の請求業務などはどの医院でも同じでしょう。

　1日の効率のよい仕事の仕方・流れが「型」になります。毎日その「型」を繰り返し、ある程度の経験を積んでいくと、よくも悪くも漠然とこなせるようになります。

　「型」を進化させ、また自分自身も成長させていくには、「立ち止まってみる」ことも大切です。自分を客観的にとらえて、仕事の方法や順番などはこれでよいのかどうかを見直してみます。

　そして、一つひとつの作業に対して、常に「心を込める」姿勢も重要です。たとえば、「お茶を淹れる」作業も、ただ淹れるのではなく、相手を思いながら淹れると、きっと美味しく入れられるはずです。

CATEGORY 01

始業前の準備
準備8割・仕事2割の心構え

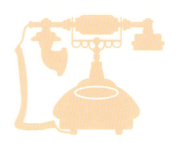

情報チェック

　毎朝、新聞やTV、インターネットなどからさまざまな情報を得ることができます。それは患者様との会話の糸口となり、また、社会人として必要な常識の学びともなります。たとえば、朝のTVは地元のチャンネルを見る、朝刊は全部読めなくても一面とこの欄だけは読む、ネットのニュースの画面に目を通すなど、ツールを変えながらさまざまな情報を得るための自分なりのインプットルールを決めておくとよいでしょう。わからないことがあれば、調べる習慣をつけます。1日に何か一つ、新しい知識が増えるのも楽しみだと思いませんか？

　そして、必ず天候のチェックをします。雨風が激しい、積雪などが予想される場合、足の悪い方や年配の方、遠方よりお越しいただく方には、こちらから先に「ご無理のないように……」とお電話を入れます。また、途中で天気が崩れて雨になるといった予報なら、貸し出し用の傘の準備もしておきます。

カルテチェックとシミュレーション

　前日から予約の状況はチェックしていますが、朝の早い段階でその日の事前準備の時間を作っています。患者様をお迎えする際、その方に応じたお声がけができるように、前回・今回の治療内容の確認、キャンセルメモ、いただき物などの確認をします。たとえば前回いただき物をした場合は、お礼にそえて、必ず「甘さ控えめで美味しかったです」など、感想を添えています。そこからまた患者様との会話も広がりますし、患者様も「ちゃんと食べてくれたのだ」と喜んでくださいます。

　当院では予約をキャンセルされた場合に「キャンセルメモ」を作成しています。キャンセルされた日時、理由、次回のご予約の日時などの情報を記入したメモをカ

ルテに貼ることで、次回来院時の応対に役立ちます。

　終礼時に、キャンセルをされた患者様情報についてはスタッフで共有しますが、キャンセルメモを貼ることで再確認することができます。

　朝のうちにその日の仕事の優先順位をつけ、また院長の予定や来客予定などを確認して、自分なりに１日の流れをシミュレーションします。そうすることによって、何か突発的なことが起こっても、軌道修正がしやすくなります。

予約表の管理

　その日の終業前に翌日の予約表を確認し、特に翌日の早い時間帯の予約には気をつけます。終業後に院長、スタッフ経由で患者様の予約が入ることもあるので、予約状況や治療内容の確認に応えられるようにしておくことは、受付としての大切な役割です。翌日に悪天候や交通トラブルが予想される場合など、それによって、翌朝少し早めに出勤したりすると、慌てることなく対処できます。

仕事モード ON スイッチ

　その医院のチームの一員として働く際に大切なことの一つとして、「いつも変わらない自分」でいることがあります。例えば，プライベートで恋人と上手くいっていないからと、暗い雰囲気で働かれたら周りのスタッフはどんな気分でしょうか？幼稚な態度を出して周りに変な気を遣わせることで、結局は自分の評価が下がり、自分自身が損をします。

　以前、プライベートで大変なことがあっても、一生懸命頑張って仕事をしているスタッフの姿を見て、改めて凄いなと感じたことがあります。また、自分もそうありたいと思いました。

　いつでも悩みもなく楽しい毎日だといいのですが、人間、誰でも口には出さないだけで、その時々に大なり小なりと何かしら悩みや気になることがあるものです。そしてひとつ解決したらまた次の悩みが出てきたりということがあるかと思いま

す。それを出すか出さないか、社会人としてその時の自分のネガティブな気分を、顔に出さない、態度に出さないことはとても大切です。

接客をする立場として心がもやもやしていても、仕事中は明るく笑って患者さまに接さなければいけません。何か心に気にかかることがあっても、仕事に集中していると不思議とそのことを考えないものです。そして集中していれば仕事に心が救われるということもあります。

自分の気持ちがここにあらずというような状態で働くことは、ミスに繋がるかもしれません。お薬の処方を間違えたり、重要なことを伝え忘れたりしていたら、患者さまの命にも繋がります。医療機関で働く一員として、仕事に就く前には気持ちを切り替え、緊張感を持って働くことがとても大切なことです。

朝礼

毎朝、診療前にスタッフ全員で朝礼を行います。スタッフが交代で朝礼係になり、その日1日の予約の流れや、治療内容の確認をします。当院は担当歯科衛生士制なので、担当が重なった場合の注意事項などの申し送りもしていきます。受付からも患者様のより細かな情報等を伝え、スタッフ全員で情報を共有して診療をスタートするようにしています。

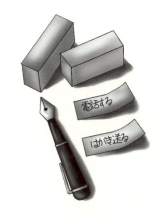

Column ポストイットはコミュニケーションツール

　皆様もよくお使いだと思いますが、私も常にポストイットを制服のポケットに入れ、いつでも情報をメモして残せるようにしています。朝礼時にスタッフ間で共有した患者様の情報以外に、受付で患者様をお出迎えの際に得た患者様の情報等をポストイットに記載してカルテに貼り、診療室のスタッフへ内容を伝えるようにしています。また、待ち時間が発生する場合、当院は待合室と診療室が目視で繋がっていませんので、患者様が来院された時間をポストイットに記載してカルテに貼ります。
　こうすることで診療室のなかのスタッフ達は患者様の情報や来院時間を確認でき、患者様の状態、また患者様が予約時間より早くお越しになったのか、遅れていらっしゃったのか、何分位お待ち頂いたのかを把握してスムーズにお声かけや応対ができます。

. CATEGORY .
02
環境整備と清掃

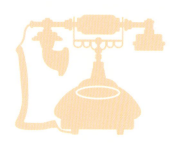

待合室

　医院の待合室の雰囲気は、設備や内装などのハード面によっても変化しますが、そこを受付がどう管理するかが大きく影響します。

　環境整備や清掃はとても重要です。当院の受付の信条として、「患者様に受付として心地よい時間と空間を提供できるよう、また温かい気持ちでお帰りいただけるよう努めること」を掲げています。そのためには、常に「自分が患者様だとしたら……」という気持ち、目線で考えることが大切です。

　患者様になったつもりで玄関から入ってみて、待合室の椅子に腰かけ、待合室をチェックしてみる、パウダールームも実際に使ってみる……、患者様の五感を意識しながらチェックすることで、日ごろ受付側からは見えていなかった意外なところが汚れていたり、使い勝手が悪かったりなど、必ず新たな「気づき」があります。

　待合室に絵画や生花を飾ることで落ち着いた印象を与えるでしょう。大切なことはきちんと手入れをするということです。絵画が傾いていたりホコリがついていたり、生花も枯れかけていたとしたら、患者様の感動も半減してしまいます。

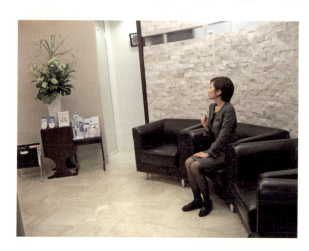

香りと音

待合室は患者様の治療前の緊張をほぐし、また治療後はホッとできる空間であることが必要です。そしてそのなかで、他院とは違うオリジナリティも大切にした待合室作りが大切です。

人は嗅覚によりさまざまなイメージを抱きます。記憶と嗅覚は連鎖しており、歯科医院独特の薬品の匂いが苦手とおっしゃる方がいらっしゃいます。通院することに恐怖心がある方の場合、薬品の匂いで、以前の怖かった治療を思い出す場合もあるのです。

当院では、患者様にリラックスしていただけるよう、開院してからずっと同じ香りのアロマオイルを焚いています。患者様にも好評で、「歯科・林 美穂医院の香り」と感じていただけているようです。

音楽は、医院の雰囲気に合わせて、クラシックやヒーリングミュージックを選択しています。こうした音楽も、患者様の治療にまつわる音に対する恐怖心をやわらげることに役立つのではないでしょうか。

事務作業に集中していると、作業をしている本人は自分自身の出している音についてやや鈍感になります。不快になる大きな音を立ててしまわないように気をつけましょう。

また、もし物を落としてしまい大きな音を立てたときには、すぐに患者様に不快な思いをさせたことに対する謝罪の言葉を口にしましょう。「失礼いたしました」「申し訳ございませんでした」などという一言を発することで、患者様は驚いた心をリセットすることができるのです。特に診療室内においては、患者様は視界が限られているので、その分、音に対して非常に敏感になっています。治療中の不快な音は患者様の不安につながります。また、ドスドスとした足音やスタッフ間の会話も患者様の耳に入っているという意識をもって気をつけなければなりません。

水回りやゴミ箱のチェック

　パウダールームやトイレなどの水回りというのは、医院の患者様に対する姿勢が表れる場です。医療は清潔・安全が基本です。いくら診療室をきれいにしていても、水回りが汚れた状態だと、患者様は治療に対しても「もしかしたら見えないところは手を抜かれているかもしれない」などと不信感を抱くかもしれません。

　反対に、水回りが常に清潔な状態だと「患者様を大切に思っている」という医院の姿勢を感じていただけると同時に、治療に対する安心感も与えることができるように思います。こうした小さなところからも医院への信頼感が築かれていくのです。

　当院では、患者様が常に清潔、きれいな状態で快適に使用していただけるように、パウダールームやトイレの水回りは水滴を拭きあげ、ゴミ箱は空の状態にするように心がけています。自分たちスタッフがトイレを使用した際も一人ひとりが必ずチェックをします。そうするとスタッフが10人いて、1人1日3回トイレを使用したならば、10人×3回＝30回のチェックおよび清掃ができます。

　そして、トイレットペーパーは、使用後には必ず三角折りにして、次の方を思いやるようにします。

　以前、患者様が「トイレに入ったら院長先生が洗面台を拭かれていてびっくりしました。だからいつも気持ちよく使えるんですね」とおっしゃっていました。水回り・ゴミ箱のチェックは時間のかかる作業ではありません。大切なのは、院長含めスタッフ全員で「患者様に快適に使用していただく」という気持ちをもって基本を徹底して行うことです。

　その思いは必ず患者様に伝わります。またきれいな状態にしておくと、心理的に患者様もきれいに使用してくださることが多いようです。

　清掃をしながら感じることは、患者様によってきれいに使用される方、そうでない方とさまざまな方がいらっしゃるということです。

　私自身も、外でトイレを使用する際は、次に使用される方が気持よく使用できるよう、また、清掃される方の手を煩わせないようにと考えて使うようになりました。患者様を思っての清掃が、いまでは自分のためになっています。

☑ Check point!　院内の環境整備

看板	いつもピカピカにきれいに拭いておく
ドア	ガラスのくもりや指紋汚れのないように
室内温度	患者様が快適と感じる温度設定 夏25℃、春・秋22～23℃、冬20～23℃くらい ※医院の設備によって異なる
生花・観葉植物	枯れていたり、折れていたりせず、常に活き活きとしているように
雑誌・ポスター	折れ曲がっていたり、古くなっていないように。タイムリーなものを用意する 患者様の好み、医院の雰囲気に合っているもの
リーフレット	多すぎず少なすぎず、適度な冊数を患者様に手にとっていただきたいと感じさせる置き方をする 人が扱うものなので、きれいな状態のものを置いておく
紙コップなど	補充物は一定の量を決めておいて、その量を常に保っておく
床・壁	汚れに気づいたらすぐに拭いておく そのままにしておくと汚れも見慣れて気にならなくなってしまう
ゴミ箱	常に空の状態を保つよう、こまめにチェックする

Column　スタッフ全員で清潔チェック

　ホテルや旅館に宿泊した際、自分が使う前にバスタブのなかに髪の毛が落ちていたとします。たとえ、髪の毛1本でも、それはとても不快に感じるものです。バスタブ以外のところに関しても、きちんと清掃されているのだろうかと不信感を抱くかもしれません。

　歯科医院も同じです。前に使った人の痕跡を残さず、患者様に常に快適に感じていただけるよう、スタッフ全員でチェックする体制が大切です。

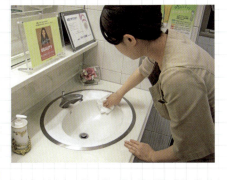

CATEGORY
02

環境整備と清掃

仕事には3種類ある

　もし、誰がやってもよい作業を自分がやった場合に、「自分ばかりしている……」と思ってしまうと、なんだか気分も重くなります。仕事には3種類あります。まずは自分の「わたしの仕事」。そして他のスタッフの「あなたの仕事」、それからゴミを拾ったり、スタッフルームを片付けたり、物の補充をしたりと「誰の仕事とも決まっていない仕事」があります。この「誰の仕事とも決まっていない仕事」に対して、いかに心を配って積極的に行えるかというのが、人間力を高めていける秘訣の一つです。

　職場というのはスタッフ同士、皆の思いやりによってさまざまなことが成り立っています。自分が気づいていなくても、他のスタッフが行ってくれていることがたくさんあります。自分が気づいた作業に関しては、「これは私がしよう！」というような積極的な気持ちで行いましょう。

Column

待合室は暖簾分け？
<small>のれん</small>

　診療室は院長や歯科衛生士が主になりますが、待合室は診療室のスタッフよりは少ない人数の受付が主になります。もし受付が1人の場合は、自分のやりたいように、というと語弊がありますが、待合室の雰囲気作りは自分の裁量次第でどのようにでも自分の好きなように創り上げていけます。このことは受付として手腕が問われるというか、とてもやりがいがあることではないかと考えています。

　たとえば患者様にホッとしていただけるような温かく落ち着いた待合室にしたいと思えば、自分の接客でそういう雰囲気に変えていくことができます。内装も多少関係があるかもしれませんが、落ち着いた素敵な内装でも、受付がだらしない接客をしていたら、内装の素敵さもかき消されます。内装や設備に関係なく待合室の空気感というのは、受付がどのようにでも創り出すことができます。

64　WELCOME to DENTAL OFFICE

Column 生花の持つパワー

　いまは生花と見まちがえるくらいきれいな造花もありますが、生花ならではの瑞々しさ、生命力というものは患者様の心にも元気や癒しなどをもたらしてくれると考えています（待合室によい「気」が流れるといいますか）。

　そして、男女にかかわらずお花が好きな方、興味のある方は多いので、生花から患者様との会話が広がるということも多いです。

　生花は大きくて豪華なものがいいというわけではなく、きちんと手入れされているということが大切です。

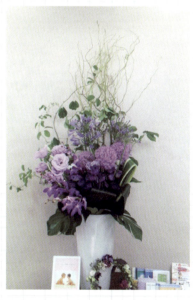
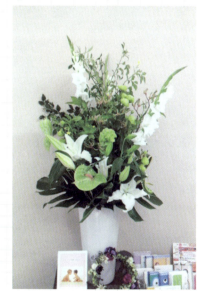

. CATEGORY .

03

お出迎え

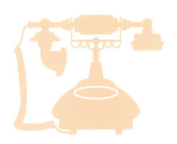

挨拶とプラスアルファのお声がけ

　患者様がお見えになったら、作業を止め、すぐに立ち上がり、目線を合わせて笑顔で挨拶をします。その際、それぞれの患者様に合わせたプラスアルファのお声がけをしながら、患者様の情報を得ます。

　「プラスアルファ」のために、以下のような準備、注意をします。

- 事前準備で確認した情報を参考にする。
- 来院時の患者様の状態（表情・声など）をよく見る。
- 待合室で待たれている他の患者様にも会話（個人情報など）は聞こえていると意識する。

　初診時の患者様は緊張されているものです。「場所はすぐにわかりましたか？」「○○様からご紹介の△△様ですね。お越しいただきありがとうございます」などと、こちらから笑顔でお声がけして、少しでもリラックスして診療室にお入りいただくようにしたいものです。

Column "プラスアルファ"のお声がけの効果

　診療開始前の事前準備でカルテを見ながら、前回の治療内容、本日の治療内容、キャンセルメモなどを確認して、患者様が来院されたら、挨拶の後に必ずその方に合わせたお声かけをするようにしています。以前年配の男性の患者様が、「いつもこんなおじさんのことを気にしてくれて……」とおっしゃりました。患者様の情報をしっかりと把握して「相手のことを思う」ことで、患者様に私たちの気持ちは伝わるものなのだと改めて感じました。

受付グッズ

　雨に濡れていらっしゃった方にはタオルをお渡しし、濡れた髪や洋服をドライヤーを使って乾かしていただいたり、汗をかかれている方には冷たいおしぼりをお渡しします。常に外の天候の状況を把握しながら、来院時の患者様の状態をよく見る、そして患者様がご遠慮なさらないように、「すぐに・さりげなく・スマートに」お渡しできるようにします。そのためには、慌てて準備するのではなく、常備しておくことが大切です。また、傘をお貸しする際は、患者様の負担にならないよう、返却されなくてもよい旨をお伝えする配慮も必要です。

☑ **Check point!**　受付で用意しておくもの

・タオル／おしぼり／ストッキング／傘／くし／ドライヤー／アイロン／エチケットブラシなど

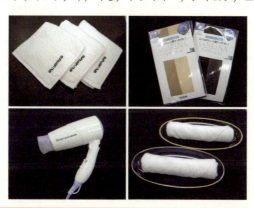

お待ちいただくとき〜先手の行動〜

　当院は完全予約制ですが、やむをえず患者様にお待ちいただく場合は、患者様へのお声がけが大変重要です。

　予約表の流れと診療室の状況を常に把握し、また先を読みながら、お待たせしそうな患者様がお越しになる前に、診療室のスタッフに待ち時間を確認します。

CATEGORY
03

お出迎え

　患者様がお越しになったら、「ご予約時間どおりにお越しいただきましたのに大変申し訳ございません。ただいま診療が混み合っておりまして、診療室にお通しできるまで○○分ほどかかりそうです。お待ちいただけますでしょうか？」などと、先にお声がけします。

　患者様は、なんの説明もなく待たされることに大変苦痛を感じられます。自分が予約時間に遅れないようせっかく急いで来たのに、何十分も待たされるとしたら、よい気分ではないですよね。

　まずは患者様の貴重なお時間をいただいていることに対して、お詫びする姿勢が大切です。お待ちいただける場合は、待ち時間をなるべく苦痛に感じられないよう、当院では別室でお茶をお出ししたり、マッサージチェアをお使いいただいたり、患者様の趣味や好みに合わせた雑誌をお手元までお持ちしたりしています。

　また、患者様がお近くでほかの用事がある場合は、そちらを先にすませていただいて、ムダな待ち時間にならず有効利用できるような配慮が必要です。時間の制限がある方の場合、長くお待たせすることが前もってわかった場合などは、日を改めていただくのが賢明な選択の場合もあります。

　受付で大切なのは、一歩先をいく状況判断と、日ごろからの患者様との信頼関係だと思います。患者様に誠意をもって接し、信頼関係が構築できていれば、お待ちいただく際も、患者様は温かい気持ちで応えてくださることが多いようです。

　また、お待ちいただいた患者様には、お帰りの際に必ずお詫びしましょう。そして、次回来院の際は絶対にお待たせしないようにすること、また前回お待たせしたことをお詫びすることが大切です。

　スタッフ全員で患者様の情報を把握する際には、お待たせしたことについても情報を共有し、朝礼、終礼で再確認するとよいでしょう。

待ち時間のお伝え

　あとどのくらいで診療室にお通しできるかをお伝えするときには、実際の待ち時間よりあえて少し長めの時間をお伝えすることがポイントになります。たとえば、

診療室のスタッフに確認したところ、あと10分くらいでお通しできると言われたとします。その際、患者様には2、3分プラスした時間をお伝えします。これは、人間の心理を理解しての方法です。お伝えした時間より早くお通しできたら、患者様も「早かったな」という気持ちになるからです。

また、患者様に時間をお伝えするときは、必ず患者様のそばまで近づき、椅子にお掛けになっていれば、自分もかがみ、目線を合わせてからお話しします。

ドリンクお好み表～来客にも対応～

当院ではさまざまな種類の飲み物を常備しています。

その日の天候、患者様の性別、年齢を考慮して飲み物をお出ししています。待合室・応接室・診療室でもお出ししますので、患者様の飲み物の嗜好をスタッフ全員で共有するために、飲み物をサーブした人が患者様から得た情報を表に記入し、キッチンの壁に貼っています。そして誰がサーブしても、患者様の苦手な飲み物を出さないようにしています。

その際に、コーヒーがお好きと以前にお聞きしたからといって、毎回コーヒーばかりお出しするのではなく、たまには「紅茶やハーブティーもございますが……」などと提案してみるようにしています。そして、患者様にお選びいただくという、飽きさせない変化のあるサービスも必要です。

いただき物リスト

患者様や来客の方などからいただき物をした場合は、受け取ったスタッフが、皆に伝達します。そして、スタッフルームに貼っているいただき物リストに「いつ、どなたに、何をいただいたのか?」を記入します。そして終礼係のスタッフは、リストを確認して終礼時に報告します。

CATEGORY 04

会計業務

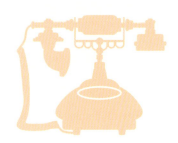

治療が終わったら

　治療が終わられた患者様には、「お疲れ様でした」とお声がけします。その際は、作業を止め、患者様に体を向けて、事務的な挨拶ではなく、笑顔で心から発することが大切です。

　治療中はご自分の口腔内が見えないこともあり、その分治療を受ける患者様の負担は大変なものかと思います。自分が患者様の立場だったらと想像することで、自然とねぎらいの気持ちをもってお声がけができると思います。その気持ちは表情や声のトーンに表れます。受付の一言で患者様の気持ちを少しでも軽くできればと思います。

会計は迅速・正確・確実に

　会計時には患者様との距離が近くなります。落ち着いた印象を与えるためにも、美しい所作を心がけたいものです。

　保険証、診察カード、各種文書など、ものの受け渡しは必ず両手で行います。手を使って指し示す場合は、手のひらを見せ、指はそろえましょう。

　会計時に受付で扱うものは大切なものばかりです。そういう意識をもって行うと、自然とていねいな動きになります。

　会計業務というのは、医院全員が行った医療行為・サービスに対する対価を、患者様から「診療費」として受付が代表してお預かりするというとても重要な業務です。患者様からも院長からも信頼される存在であるよう、責任をもって行うことが大切です。

また、患者様にお渡しするものの優先順位を決めておくとよいでしょう。大切な保険証の渡し忘れや紛失を防ぐためにも、確認させていただいたらすぐにお返しするといったルールを決めておきます。

☑ Check point!　会計時には

- 紙幣、小銭の向きをそろえ、トレーを使用して行います。
- 当院ではなるべくお釣りの紙幣は新札でお返しします（一手間かける）。
- ペンの握り方、文字の書き方も見られていることを意識しましょう。
- 治療内容の把握（質問に対する説明力が必要）：質問によっては患者様に誤解を与えないよう、歯科衛生士や歯科医師にお願いします（判断力が必要）。
- デンタルケア商品についての知識をもつこと：売り上げに貢献できます。
- 次回の診療費が高額になる場合は、事前に説明し、お伝えします。
- 次回の治療内容、今回の治療後に関する注意事項（抜歯後・手術前・検査前など）：診療室で歯科医師や歯科衛生士がお伝えした内容を文書にして患者様に渡すことで、再確認していただけます。
- 自費の高額なご入金をいただく場合や、治療内容や金額の説明、また他者に聞かれたくない内容の話をする場合は、別室を利用します。

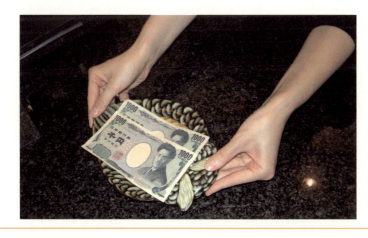

CATEGORY
04

会計業務

会計時にお話が長い患者様

　次に会計待ちの患者様がいらっしゃらない場合は、患者さまとの会話を楽しみます。

　お話させていただいている間は日常業務が止まってしまいますが、お話を聞かせていただくことで患者様が少しでも楽しい気分になってくださったり、喜んでお帰りいただけたらそれは私たちにとってもこのうえなく嬉しいことです。お昼休みに入る前や、終業前の患者様には、それを感じさせないようにゆっくりと応対することが大切です。

　会計待ちの患者様が何人かいらっしゃるときは、ゆっくりとお話することは困難な場合もあります。その際は、お話の長い患者様の会計の順番を上手に後のほうにずらしたり、お話が脱線して長くならないように、まずは会計・予約を終わらせていきます。たとえば「今日もお疲れ様でした。型採りも無事に終わりましたね！新しい歯は〇日に仕上がってきますので、次回のご予約は〇日で、本日の診療代は～」というように、お話を進めていきます。

　なかなかお話を切り上げるのは難しいのですが、「〇〇さんとのお話は楽しくてついついたくさんお話してしまいます。また次回ゆっくりお話させてくださいね」とか「いつも〇〇さんのお話は知らないことが多くて勉強になります！また次回教えてくださいね」など患者様の気分を害さず、気持ちよくお帰りいただけるように配慮します。そして次回に時間があればゆっくりお話させていただきます。

72　WELCOME to DENTAL OFFICE

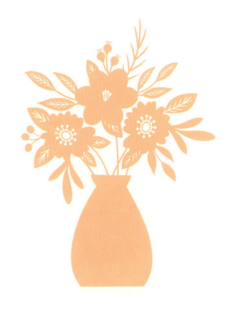

Column 受付の気配り

　患者様のコートや上着は、受付でお預かりするようにしています。その際は必ず両手で受け取り、ていねいにそして大切に扱います。貴重品が入っている場合は、トラブル防止のためにも必ずご自分でお持ちいただくようにお願いします。そして、診療後に上着をお返しする際も両手で患者様が受け取りやすいようにお渡しします。飛行機のビジネスクラスやファーストクラスのキャビンアテンダントがお客様の上着を預かる所作は、無駄がなく美しく、とても参考になります。

　受付には「先回りの気配り」も大切です。たとえば、患者様がお見えになったときにタクシーでお帰りになるというお話を聞いた場合は、タクシーを手配するかどうかお尋ねしてみたり、またお店の場所を尋ねられたときは場所をお調べして地図をプリントしておき、そして帰りにお渡しするというようなコンシェルジュ的な役割もとても大切です。

CATEGORY

05
予約業務
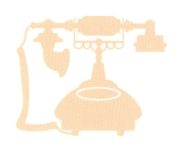

予約の入れ方は医院経営に直結する

　受付の予約の入れ方は、よくも悪くも医院の経営に影響を与えます。チェアが効率よく稼働し、患者様のご希望に応えながら、お待たせする時間が発生しないよう、また歯科医師、歯科衛生士がストレスを感じないような予約管理が理想です。

　けれども、医療機関なので、急患が入ったり治療内容の変更があったりキャンセルが入ったりと、実際は予約表どおりにいかないことも多々あります。大切なのは、いかなる状況でもスタッフ全員がそれぞれのポジションで患者様を第一に考え、臨機応変に役割を果たすということです。以下に、受付としての予約管理上の必要事項を示します。

① 医院の予約の入れ方（治療内容や治療時間）の取り決めを明確にする
- 院長、歯科医師、歯科衛生士、受付それぞれの立場からの意見を話し合う（チェアの台数、歯科医師、歯科衛生士の人数）
- 保険診療、自費診療をしっかり区別するためにチェアを分けておく
- 予約なしで来院された患者様への対応

② 治療の流れ、診療室内での歯科衛生士の仕事を理解する（治療内容、使用器具・材料が重ならないように）
- 治療に携わることがない分、講演会や勉強会に参加できる機会があると勉強になる

③ 待合室、診療室と医院全体の流れ・動きを把握する

④ マネジメント力、想像力が必要になる

⑤ 患者様を来院スタイルごとに分け、対応する
- 決まった日時にしか来院できない方：先に予約を押さえておく
- 時間は自由に取れる方：アイドルタイムに入れる

⑥　誰が見てもわかりやすいように、予約表は処置内容や担当の歯科衛生士ごとに色分けしておく

⑦　患者様とお互いを尊重し合う関係をもつ
- 患者様のご希望を受け入れながらも、どうしてもご無理をお願いしなければいけない場合もある（お互い譲歩しながらの予約）

⑧　毎回遅刻される方への対応策を決める
- あらかじめ医院の予約時間は遅れる時間を見越して入れておく
- キャンセルしがちな方は、治療時間を短めにしておく
- 前日に連絡を入れて予約の日時の確認しておくと効果的

⑨　報告・連絡・相談を確実に行う
- 患者様より予約、キャンセルのご連絡が入ったら、担当のスタッフに正確に確実に報告する。治療内容や口腔内の状態によっては、自己判断せずに、歯科医師や担当歯科衛生士の指示を仰ぐ

⑩　キャンセル待ちの患者様への対応
- 患者様のご希望の日時で予約を取れなかった場合、キャンセルが出たらご連絡を入れ、予約をお取りする

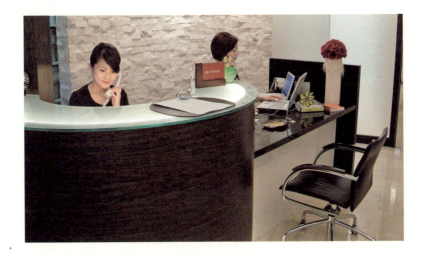

CATEGORY
05
予約業務

初診の方への予約システムの説明

　当院は完全予約制です。初診時には患者様に受付で「ご予約についてのお願い」という文書をお渡しして、当院の予約のシステムについてご理解いただくようにしています。その際はただお渡しするのではなく、内容を受付が読みながら説明し、「ご協力をお願いします」という姿勢でお渡ししています。

　また、「本日はお越しいただきましてありがとうございます」など、必ず当院を選んで来院いただいたことにお礼を述べます。

　初診時にしっかり当院のシステムを説明することで、たとえば、急なキャンセルをすると医院に迷惑がかかるのだということを知っていただくことになり、患者様のキャンセルに対する意識も変わります。また、お通しする順番や、待ち時間のことも最初にお話ししておくと、クレームやトラブルを回避することができます。

　患者様にとっては少し厳しい内容かもしれませんが、当院のシステムをご理解いただいて、気持ちよく通院していただけたらと思います。

☑ Check point!　予約システムの説明

・十分な治療時間を確保するために、完全予約制を取らせていただいておりますので、必ずご予約の日時をお守りください。やむをえず変更、キャンセルをされる際は、数日前までにご連絡ください。

・それぞれの患者様に応じた事前準備を整えて治療を行うシステムをとっています。ご予約当日、また直前のキャンセルは、準備の都合上大変困りますので、ご理解、ご協力をお願いいたします。

・治療内容によっては、お越しいただいた順番と前後して診療室にお通しする場合があります。

・治療内容、お口の中の状態によっては、治療時間が長くかかる場合もあります。お時間には余裕をもってご来院ください。また、お時間に制限のある場合は、事前にお申し出ください。

キャンセルのご連絡

　ご予約当日や予約時間の直前のキャンセルというのは、医院にとっては予約に穴が空いてマイナスになります。だからといって患者様からのご連絡の際に「キャンセルしたら怖い」というイメージを与えるような無言の圧力をかけてもいけません。

　ほとんどの患者様は、急なキャンセルで申し訳ないと思われています。電話は感情が声のトーンなどに出やすいものなので、圧力が伝わらないように意識してよりていねいに対応します。

　また、口腔内の状態に変わりないかどうかを確認し、電話の最後には「お電話ありがとうございました」、あるいは「ご連絡ありがとうございました」とお伝えします。

　患者様のキャンセルの理由を考慮しつつも、患者様によっては、キャンセルすることを軽く感じている方もいらっしゃいます。そういう方には、「当院では○○様の治療時間を○○分確保していますので、申し訳ございませんが、次回は確実にお越しいただける日時でお願いしてもよろしいでしょうか」など、キャンセルの重さをアピールするような上手な言い回しを使います。

　先にご紹介したように、当院では初診時に予約システム（完全予約制）の説明書をお渡しします。しかし、なかには直前にキャンセルを何度もされる患者様がいらっしゃいます。そういう方には、受付で、きちんとした治療をするために時間をおとりしていることを改めてご説明します。そして、その患者様の通院が続いた場合は「頑張ってらっしゃいますね！」「治療も進んでいますよ！」などといった、褒め言葉をかけてモチベーションを上げていきます。

　受付だけでなく、診療室のスタッフも患者様のモチベーションが継続するようなお声がけをするようにしましょう。

　それでもなお、悪質なキャンセルを繰り返される場合は、受付スタッフから患者様に強く進言するとトラブルになる可能性もあるので、院長から直接患者様にお話しすることをお勧めします。患者様も院長からの話であると、しっかりと受け止めてくださるようです。

WELCOME to DENTAL OFFICE　77

CATEGORY
05
予約業務

　キャンセルが多い方、治療途中の方、リコールにお越しになっていない方には、ただ「お越しください」と来院を促すのではなく、「来院の必要性」をお伝えするようにします。

　たとえば、「インレーを印象してセットするまでに間が空きすぎると技工物が合わなくなって再印象しなくてはならない」など、なぜ来院しないといけないのか、どうして定期検診が必要なのかといった理由を説明することで、通院に対する意識も上がっていきます。

Column

「伝えた」と「伝わった」の違い

　以前、再初診の男性の患者様が、待ち時間が長いことにご立腹されて、診察を受けずに帰られたことがありました。その日の予約は休日前ということもあり、かなり混み合っていました。当日の午後に違和感があるとのご連絡があり、予約が混み合っているので、かなり待ち時間があることを了解していただいての来院でしたので、もう一度その場でご説明させていただきましたが、残念ながら患者様のお気持ちは変わりませんでした。

　私は、予約の電話の際に待ち時間に関して説明し「伝えた」つもりでしたが、患者様にとっては十分に理解できていなかったのかもしれません。結果的に「伝わっていない」ことになります。人とのコミュニケーションのなかで、「一つ話せば十わかる」場合もあれば、その逆の場合もあります。トラブルを防ぐためにも、きちんと相手に応じた「伝わる説明」、「伝わる話し方」が大切だと反省しました。

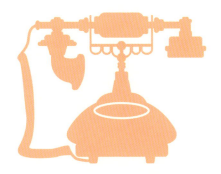

Column

たまには演技力も必要！

　ご予約のキャンセルが多い男性の患者様で、根管治療中にもかかわらず間が空いたりして、なかなか治療も進まない状態でした。

　診療室で院長がきちんと通院していただけるようにお話ししたところ、「自分は通院したいけれど、予約が取れないからこられなかった」とおっしゃいました。

　院長はその患者様のご予約のキャンセルが多いことは知っていました。そこで、このような困った患者様に対して治療の必要性とキャンセルの重さを効果的に伝えるためには、一演技必要と考えたようです。

　治療中のユニットに私を呼び出し、ウインクしました（患者様は治療中で目にはタオルがかかっています）。「神経の治療中なのだから、ご予約を断らずに、間を空けないようにちゃんとお取りしなさい！」と厳しい口調で言いました。私は「はい。申し訳ございませんでした。以後気をつけます」と患者様の前で謝りました。

　きっと患者様は、「自分のことで受付が叱られてしまった」と感じられたのだと思います。そして治療後のお会計の際に、受付が再度ていねいにお詫びしました。それからはその患者様は真面目に通院してくださるようになりました。

　このような演技は、患者様に間接的に伝える手段として効果的です。院長と受付との裏ワザとして取り決めておくのもよい方法ではないでしょうか？

CATEGORY

コンサルテーション

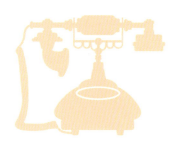

受付も参加するコンサルテーション

　当院のコンサルテーションは、診療時間外のお昼休みの時間か診療後に時間を設けて行っています。事前に歯科医師が術前の資料をもとに診査・診断を行い、治療計画を立案します。その後、歯科医師が患者様に説明をするのですが、当院では担当歯科衛生士、そして受付も同席します。受付は治療には直接携わりませんが、コンサルテーションに同席することで歯科治療に関してより知識を深めていけます。そして歯科医師のコンサルテーションを実際に聞くことにより、受付で患者様からご質問があった場合に適切に対応することができるのです。

　また当院では初診時に資料を採り、2回目の来院時にコンサルテーション、という場合が多いのですが、コンサルテーションに同席することによって短期間で患者様のより詳しい情報、パーソナリティを知ることができます。院長は必ず治療以外の話題も出しますので、そこから歯科治療に対する恐怖心や、家族構成、生活スタイル、性格など患者様のより詳しい情報を把握することができます。そうすると受付でのご予約の取り方や、自費の治療費のお支払い方法の説明などがよりスムーズに行いやすくなります。そしてコンサルテーションが終了したら、お見積りを作成

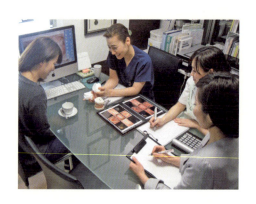

します。その後、別室で担当の歯科衛生士が治療内容に対するお見積りの詳細を説明していきます。

　それが終了すると受付の出番になります。写真入りの口腔内の状況説明書、患者様に合わせたリーフレット、当院のパンフレットをお渡しして、自費治療費のお支払い方法の説明、相談を行います。事務的にならないように、必ず患者様のお気持ちに寄り添いながら、時には自分の治療経験もお話させていただきます。患者様によっては一度でコンサルテーションの内容を理解するのが難しい場合もありますので、必ず「何かご不明な点やご心配なことがございましたら、お電話でも構いませんのでいつでもご連絡ください」などとお話して、安心してお帰りいただけるよう心がけています。

　ここで大切なのは、「説得力のある受付」にならないといけないということです。昨今は審美治療に対して意識の高い患者様も多くいらっしゃいます。そういう患者様に対して、たとえば清潔感のない身だしなみをした受付がいくら治療のよさを説明したとしても、きっと患者様の心には響かないと思います。日ごろから受付として相応(ふさわ)しい身だしなみ、言葉遣いを意識することが大切です。また、受付としての知識と教養も身につけることに加え、歯科医療についても日ごろから勉強しておくことが説得力のある受け答えにつながるのだと思います。

Column

傾聴の姿勢

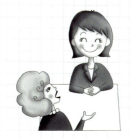

　受付での応対やコンサルテーションの場面において、相手の話を傾聴することがあります。このとき、傾聴の姿勢を取ることで、話す側はより話しやすくなるようです。

・表情は慈愛を込めて

・手は相手から見える机の上で組む

・相手が話しているときには、肯定のうなずきを入れ、話は遮らない。考え込んでしまった場合でも無理に言葉を引き出そうとしない

. CATEGORY .
07
確認の連絡と対応事項

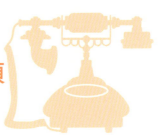

患者様へのご連絡

　次回が手術予定の患者様には、担当歯科衛生士が診療室で手術前の注意事項をお話しします。それに加えて受付でも注意事項の文書をお渡しするようにしています。

　さらに予約の前日には、電話での連絡を入れます。その際、予約時間の再確認をし、体調をお尋ねします。手術の場合は、十分な予約時間の確保が必要であり、また診療室では器具の事前準備などがあるので、急なキャンセルで予約に穴が空いたりしないよう、再度患者様にお願いをするようにしています。

　手術をされた患者様には、術後の状態を伺うために電話を入れます。その結果は、すぐに院長に報告します。また、患者様の状態によっては、院長や担当歯科衛生士に電話を取り次ぎます。

　そして終礼時にも報告し、スタッフ全員で患者様の情報を共有するようにします。

　予約の患者様が連絡もなくお見えにならなかった場合は、必ずこちらから電話で連絡を入れたほうがよいでしょう。

　予約を忘れていた場合、予約日を勘違いされていた場合、急用でどうしても連絡できなかった場合など、事情はさまざまです。電話でお話しする際には、「お見えにならなかったので、大変心配しておりました」などという言葉を添えると、患者様も次回からは連絡を忘れずに入れようという気持ちになってくださると思います。

患者様からの予約の電話

　希望される時間帯がかなり混み合っているという場合があります。まずは患者様の症状を伺って、痛みがあるのか、緊急なのかを確認し、自分で判断しかねる場合は、院長や担当歯科衛生士に確認します。

●緊急性がある場合

☎「それは大変お困りですね（お辛かったですね、などの共感の言葉を添える）。本日の6時をご希望ということですが、大変申し訳ございません。早めに診察させていただきたいのですが、6時台の予約がかなり混み合っておりまして、もしよろしければ、7時はご都合いかがでしょうか？」

☎「診療状況によっては予約が混み合っておりますので、（かなり）待ち時間があるかと思います。お時間に余裕をもってお越しいただいてもよろしいでしょうか？ご無理をお願いして申し訳ございません。それではお気をつけてお越しください。お電話ありがとうございました」

●緊急性がない場合

☎「○○様、大変申し訳ございません。本日6時以降も予約が大変込み合っております。ご不便なことがないようでしたら、別のお日にちでご予約をいただいてもよろしいでしょうか？」

☎（来院スタイルがわかっている場合）「同じお時間でしたら早めにお取りできるのは○日、もしくは△日以降でしたら（こちらから日にちを何パターンか提案し、お選びいただく）お取りできます。本日より○日のほうがお時間を長くとって拝見させていただけると思います」……「それでは○日にお待ちしております。ご連絡ありがとうございました」

　あくまで、患者様のことを考えての選択である旨をお伝えすることが大切です。

診療金額を尋ねられた場合

　来院されている患者様以外の方から、特に自費の金額や治療期間について問い合わせがあります。お電話では相手がどのような方か、また口腔内の状態もわからないので、トラブルを避けるためにも、金額については差しさわりのない程度にお答えし、それ以上の内容については次のように対応します。

☎「大変申し訳ございません。お電話ではお口のなかの状態がわかりかねますので、もしよろしければ、一度お越しいただきまして、お口のなかを拝見させていただけましたら、治療金額や期間など詳しくお話しさせていただけるかと思います」

予約時間に遅れるという連絡をいただいた場合

☎「かしこまりました。それでは○時に変更いたします。診療状況によっては先にご予約いただいている患者様を、優先して診療室にお通しすることもありますので、お時間には余裕をもってお越しいただけると助かります。どうぞお気をつけてお越しください。お待ちしております。ご連絡ありがとうございました」

院内での対応

●到着の順番と診療室にお通しする順番が入れ替わる場合

抜歯後の消毒など、診療時間があまりかからない患者様を先にお通しすることで、診療の流れがスムーズになることがあります。

「○○様、恐れ入りますが、すぐに診察が終わる患者様を先にお通しさせていただいてもよろしいでしょうか？　△分ほどで○○様をお通しできると思います。大変申し訳ございません」……「ご協力ありがとうございます」

必ず患者様に近づいて、目線を合わせてお願いします。そして、先にお通しした患者様には急いでいることを感じさせないよう、また次にお待ちの患者様をあまりお待たせせずにお通しできるように、診療室のスタッフとの連携が必要になります。

●予約時間に連絡なしで遅れていらっしゃった場合

「○○様、本日は6時のご予約をいただいていましたので、診療状況によっては6時半でご予約いただいている患者様を先にお通しさせていただきます。お時間は大丈夫でしょうか？」

●予約なしで直接来院された患者様の場合

　まずは患者様の症状を伺います。もし痛みがあった場合などは、「大変でしたね」など、ねぎらいの言葉を添えます。その後、当院が予約制であることをお伝えし、お時間に余裕があるかどうか確認します。予約が空いていたら受付で対処できますが、混み合っている時間帯や手術中の場合などは、診療室の院長、歯科医師、歯科衛生士に確認します。

　せっかくお越しいただいた患者様ですので、なるべく診察させていただくようにしたいものです。ただし、その後のお時間にご予約いただいている患者様のご迷惑にならないよう、配慮します。

Column

安心の表情

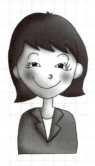

　受付に立つときは、患者様に安心感を与えるような表情をしていたいものです。相手に安心感を与える表情にはいくつかのポイントがあります。
・目は微笑み、三日月型になるように
・眉間にしわが寄るのではなく，眉は上下に動かすとよいでしょう
・口角は上げます

CATEGORY 08
お見送り

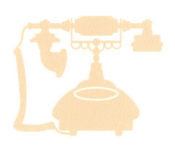

傾 聴

　会計や予約時の患者様との会話は、良好な信頼関係を築いていくためにもとても大切です。お話をしながら、患者様の思考や状況、取り巻く環境などの情報を得ることができます。患者様を知ることによって、それぞれの患者様に合わせて心地よく通院していただく手助けができると思います。

　患者様とお話しする際は「聴く」姿勢が大切です。「聴く」とは字のごとく、耳を使って十分四方に目を配って心で聴くということだそうです。

　また「話し上手は聴き上手」「口は一つで耳は二つ」などといいます。話の腰を折らずに、興味をもって聴くことがポイントです。

　老若男女さまざまな患者様との会話は、勉強になることがたくさんあります。自分から心を開いて話しかけ、会話を楽しむようにしたいものです。

次回につながる接客

　その日の最初の患者様から最後の患者様まで、変わらない接客をしなくてはなりません。終業時間近くなると集中力が切れがちになりますが、受付は1日に何人の患者様と接しても、患者様にとっては受付と接するのは一度きりなのですから……。

　お昼休み前や終業前の時間帯に来院された患者様には、ご自分が最後の患者であると思わせないよう、普段よりも落ち着いてゆったりとした気持ちで接するようにしたいものです。早く昼休みに入りたい、早く帰りたいという気持ちは必ず患者様に伝わります。逆に、時間を意識させないていねいな応対や会話をすることで、患者様も楽しく温かい気持ちでお帰りいただけ、医院との距離が縮まることでしょう。

記憶に残る、印象に残るお見送り

　受付が２人体制の場合は、１人が会計をして次回の予約を取ります。当院は６階にあるので、もう１人は会計が終了するのを見計らいながら、待合室の外に出てエレベーターを呼んでおきます。そして患者様がお帰りになる際、待合室の玄関のドアを開き、患者様をエレベーターまで会話をしながら誘導します。そして本日お越しいただいたことに感謝し、次回のご来院までのご無事を願いながら、エレベーターの扉が閉まるまでお辞儀をしてお見送りをします。

　１人体制の場合は、このようにはできませんが、患者様を最後まで見届けるように心がけることが大切です。必ず立ち上がってお辞儀をしてお見送りをします。患者様のお姿が見えなくなってから次の行動に移ります。

　患者様によっては、エレベーターの扉までお見送りすることを遠慮なさる方もいらっしゃいます。また、お荷物の多い方、ご高齢で足の不自由な方などは、ビルの下までお見送りし、必要であればタクシーを止め、乗せてさしあげることも必要かもしれません。その方に合わせたお見送りを臨機応変に行います。

Column

患者さまとの会話

　色々な世代の方ともお話ができるように、プライベートでも日頃から意識して色々な人に会う努力をし、会話の幅を広げ、話題を収集することも大切です。また自分なりの強み、自分らしさ、趣味や好きなこと、例えば「美容に関しては詳しいです！」というような話題を持っておくのもお勧めです。

　受付は金銭を扱う立場なので、きちんとしているというイメージを持たれます。それは大事なことですが、自分のドジなエピソードなど（ほっこり暖かくなるような）をお話して、いい意味で隙をみせることで患者さまとの距離も近くなります。

　そして長く通院してくださる患者さまは親しみを持ってお話してくださいますが、やはり患者さまと受付という枠を超えないように、患者さまを敬いながら、受付でお話された後に、明るい気持ちで気持ちよくお帰りいただけたらと思っています。

第1章 働く意味

第2章 受付は医院の顔

第3章 始業前の準備と受付業務

第4章 受付としての心のもち方

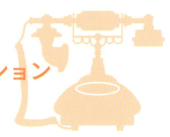

CATEGORY 09
患者様とのコミュニケーション

ささやかなプレゼント

　患者様のお誕生日や、新たな患者様をご紹介いただいたとき、またいただき物をしたときなどにデンタルケア商品を差し上げています。院長より受付で臨機応変にさしあげることを許可されていますので、状況により患者様の気持ちのご負担にならない程度の日常のケアに使用されている商品をお渡ししています。

患者様とのつながり

　患者様との会話のなかで、患者様のお勧めの映画やお店などを教えていただいたり、患者様の習い事の展示会のお誘いがあったりします。そういう場合は可能なかぎり行ってみるようにしています。そこからまた患者様との話題も広がりますし、患者様もきっと「教えてよかったな」と思ってくださると思います。
　患者様との絆が深まっていくことはもちろん、こうした経験は自分の世界を広げてくれます。

患者様もたまには……

　患者様によっては、治療期間が数年に及ぶ方もいらっしゃいます。
　長い期間、治療で通うということは、とても労力のいることです。
　天候の悪い日、気分のすぐれないときには、「今日は行きたくないな……」と思いながらお越しになることもあるでしょう。そんな日であっても「やっぱり今日は頑張って来てよかったな」と思っていただけるような接遇ができればと思います。
　たとえば、自分が落ち込んでいるときに、周りの人の笑顔や声かけに救われて、

気持ちが晴れることがあります。「足元の悪いなか、お越しいただいてありがとうございます」と一言を添える、さわやかな笑顔で接するなど、患者様が少しでも温かい気持ちになってお帰りいただけたらと思います。

そして、そのような患者様のちょっとした変化を感じたら、院長、担当歯科衛生士にも伝えます。これも受付の「架け橋」としての役目の一つです。

実際に治療を受けてみると……

私は歯科医院に就職してから、他院にて矯正治療を始めました。また、院内でもホワイトニングやセラミックインレーの治療などをしていただきました。

受付は、その歯科医院の生きたモデルでもあります。患者様はご自分の歯の治療の終了形を受付の口元でイメージするのです。ですから、受付は美しい歯と口元で、患者様が理想とする笑顔を提供したいものです。白く美しく輝く口元は、歯科医院の受付としてとても大切な条件なのです。

実際に治療を受ける身になると、患者様の気持ちがよくわかります。また、自分の体験に基づいて治療をお勧めすることもできます。体験することで、ねぎらいや励ましの言葉も、心から発することができるようになると思います。

Column

自分の接客の影響力

たとえば自分が接客を受ける側で、それが心地よい接客だとしたらよい気持ちになりますし、その後に自分が接する人にはきっと明るく優しくできるでしょう。また逆の場合はイライラとした気持ちになり、周りの人に威圧感を与えたり、八つ当たりしたりしてしまうかもしれません。

接客をする立場として、患者様全員がよい気持ちで帰っていただけるのが一番ですが、嫌な気持ちになってお帰りになる方がいないようにしたいものです。自分の接客次第で、相手の気持ちやその先の行動、そしてその方と接する方にも影響をよくも悪くも与えてしまうということも意識することが大切です。

CATEGORY 10
クレームへの対応

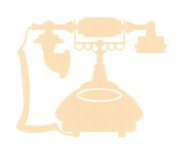

まずは謝罪する姿勢が大切

　患者様からのクレームは、電話の場合と、受付の窓口で受ける場合があります。クレームというと患者様が「怒っている」と萎縮してしまいがちですが、大切なのは患者様が「困っている」ということです。
　お困りのことに関して、私たちは「どうしてさしあげられるのか」を考えて対処することが大切です。
　患者様が大変不快に思っていらっしゃるクレームに対して、
「大変申し訳ございませんでした」
「ご不快な思いをおかけしてしまいまして、申し訳ございません」
などと、まずは患者様に不快な思いをさせてしまったことに対して謝罪します。

●相づちを打ちながら、クレームの内容を聞き出す

　患者様には「わかってほしい」という気持ちがあります。たとえ患者様が勘違いされていたとしても、途中で口を挟まずに、最後まですべて聞くことが大切です。その際は、「お困りでしたね」「大変でしたね」といった患者様の感情に添った言葉を発しながら聴きます。

報告と情報の共有

　自分で処理できた場合も、必ず院長に報告します。またスタッフ皆で情報を共有して、次回その患者様がお見えになったときに対応できるようにします。
　自分で処理できない場合は、院長または担当者に取り次ぎます。取り次ぐ際は、二度手間のないようにクレーム内容を正確に伝えます。途中で対応を代わっても

らった場合でも、最後まで責任をもって対応内容を確認します。対応する際には、誠実、そしてていねいを心がけています。

最後にお詫びと感謝を

医院にとってクレームをおっしゃってくださる患者様は貴重な存在です。「クレームを言う」という行為はとても労力がいるものです。私たちはそのようなクレームを通して「気づく」ことがあり、それがよりよい医院作りにつながっていきます。

不快な思いをさせてしまったことへのお詫びの言葉、いいにくいことをおっしゃっていただいたことへの感謝の言葉、そして以後繰り返さないという誓いの言葉をお伝えします。

Column 新人教育

受付業務のマニュアルに沿って指導していきますが、個人個人に合わせて受付日報やチェックシートなどを使用しています。受付日報では、まず終業後にその日に行った業務を振り返り、そのなかで戸惑ったこと、わからなかったことを記入してもらいます。それを踏まえて翌日の目標も記入してもらいます。

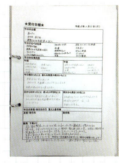 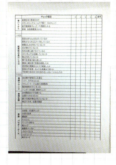

翌日、指導する側が内容を確認して、対処法やアドバイスを記入します。日報にして可視化することで、新人も1日を振り返ることができ、問題を整理していくことができます。また、業務を覚えるまでは、1日の流れをチェックシートにして、お互いが見える場所に貼って、進捗具合をチェックし合うようにしています。

CATEGORY 11
秘書的業務

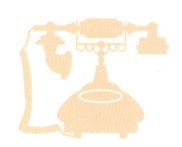

歯科医院の院長とは

　歯科医院に勤務して、歯科医師はとても大変な仕事だと日々感じています。
　院長は医院の大黒柱として、まずは診療、そして経営のこと、スタッフや患者様のこと、また、勉強会への参加や技術の研鑽、学会発表や講演、原稿書きなど、そしてご家族のこと、ご自身のこと……毎日考えることが沢山あるのではと思います。当院の院長は女性ですので、スタッフとのコミュニケーションも取りやすいと思われますが、男性の院長先生は年齢の離れた女性スタッフの気持ちを汲み取りながら接しなければなりませんので、何かと気苦労も多いのではないのでしょうか。その点を踏まえながら、私たちスタッフが院長の雑務で何かフォローできることがあれば行っていきたいと考えています。
　院長が元気だと医院の雰囲気も必ず明るくなります。そうすると私たちスタッフにとっても働きやすい環境になるものです。

院長の補佐役として

　受付として院長の補佐という役割も大変重要です。院長ならどう思うのか？　何をしたら院長が仕事をしやすくなるのか？　を考えながら仕事に取り組みます。
・院長目線で先見性をもって仕事を行う
・院長室の環境整備
・スケジュール管理
・報告・連絡・相談（ほう・れん・そう）
・信頼関係
・診療前のお茶出し

たとえば、報告・連絡・相談においては早急に伝えたほうがよいのか、診療後でよいのかを見きわめる判断力が必要です。また、わかりやすく状況を説明する表現力も大切です。報告をするときはまず結論を先に話すようにしています。

　当院では毎朝、診療が始まる前に、院長にお茶を出します。その際、その日1日のスケジュールチェックや日常業務の確認をします。ほんの数分ですが、私には大切な時間となっています。会話のなかで、院長の体調もチェックできますし、いまの院長の考え、思いを知ることができます。

　皆さんもご存知のように、歯科医院の院長とは、歯科医師としての診療はもちろんのこと、経営者としての顔もあります。そのため医院内においてはスタッフへの教育や配慮、医院外では講演活動を行うなど、多忙な毎日を送っています。

　私自身は院長の話を聞くことしかできませんが、たとえば院長が前日の夜に勉強会などで外出だったとします。そうした場合は「昨日はお疲れさまでした。遅くまで大変でしたね」などと声かけをします。お疲れのようでしたら、常備薬や栄養ドリンクを差し出したりすることもあります。院長が少しでも1日の診療に気持ちよく入れるよう、明るく元気に接するように心がけています。

Column
信頼される受付になりたい

　新人の頃は、院長に「あの件はどうなったの？」など聞かれてから確認したり、報告したりということがよくありました。目の前の業務にばかり気を取られて全体を見ることができていなかったと思います。忙しい院長に指示されて行うのではなく、優先順位をつけ業務を行い、自分から報告・連絡・相談ができるように心掛けています。ミスや失敗はしたくないものですが、自分で対処できたとしても報告・相談し、また指示を仰ぐようにしています。物事が起こったら、院長が行うことを想像して、自分ができることや準備することを考えて、業務を行えるようになりたいものです。

　院長とのよい信頼関係を築いていくためには、まずは報告・連絡・相談の徹底、そして些細な日常会話も大切にして、まずは自分から声をかけるという姿勢を大切にしています。

第1章 働く意味

第2章 受付は医院の顔

第3章 始業前の準備と受付業務

第4章 受付としての心のもち方

CATEGORY 11
秘書的業務

守秘義務

　受付は会計業務、レセプト業務を行っているという立場から、他のスタッフに比べて細かな経営の数字を知ることになります。また、秘書的業務を行っていれば、院長から相談を受けることもあるでしょう。受付は立場上、そういった重要な情報がさまざまに入ってくるので、自分の置かれている状況や立場を十分に理解し、守秘義務を厳格にしなければなりません。そして日ごろから、書類の管理や自分自身の言動にも十分に気をつける必要があります。

　院長と良好な関係を築くには、まずは「院長を知る・理解する」ことが大切です。そのためには報・連・相（ほう・れん・そう）の徹底、また些細な日常会話も大切にし、良好なコミュニケーションを図るために、まずは自分から先に声をかけることから始めましょう。

　守秘義務、そして院長の思い・考えを理解しながら、日々仕事に臨むことによって、院長との信頼関係は培われていくものです。

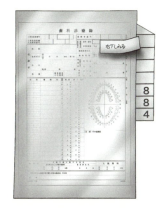

Column

ハートの付箋♡

　受付で患者様とお話をするなかで、スタッフのことをお褒めいただくことがあります。その内容を付箋に記入して、受付裏の壁に貼るようにしています。この場所は診療が終わった患者様のカルテをスタッフが受付まで持ってきてくれる通り道なので、毎日何度もスタッフ皆の目に入るところになっています。スタッフのことを褒められると自分も嬉しくなりますし、またモチベーションも上がります。スタッフの元気がないときでも、自分のことが書かれているこのハートの付箋が目に入って少しでも明るい気持ちになってくれたらと思って始めました。

　当院の院長は、スタッフのよいところについて直接本人を褒めたり、労い（ねぎら）の言葉を伝えたりすることも多いですが、受付は秘書的な業務もしていますので、院長との会話のなかでスタッフのことを褒めていたら、後からその本人だけにたとえば「院長がこの前○○だってすごく褒めていたよ。すごいね！○○ちゃん！」というようにそっと伝えるようにしています。

　直接褒められるのも嬉しいと思いますが、自分が知らないところでも褒められていたと思うと、また嬉しい気持ちになるのではないでしょうか。日ごろから周りのスタッフの頑張りや努力を身近で見ているので、自分もまた嬉しい気持ちになります。

CATEGORY
12
受付は営業スタッフ

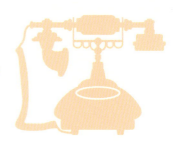

リコールのご連絡

　受付ができる増患対策として、リコール患者・未来院患者の管理があります。受付は医院と患者様との架け橋です。そこで電話やメール、お葉書などを使って、患者様に適宜、連絡を入れることも重要です。

　当院では治療が終了し定期検診に入る際には、その場で検診の予約をお取りするか、検診時期にこちらからご連絡をさしあげるか、患者様にお選びいただきます。

　定期検診に入る方には、「歯にお困りの方がいらっしゃいましたら、ぜひご紹介をよろしくお願いします」とお伝えして、紹介カードをお渡しします。ご紹介いただいた場合は手書きのお礼状を送り、次回来院の際にお礼としてデンタルケア商品など、あまり高価でなく、負担感を抱かれないようなものをお渡しすると、患者様は喜んでくださいます。

●定期検診の重要性をお伝えする

　診療室でも担当衛生士が定期検診の大切さを患者様にお話をしていますが、受付でも再度お伝えし、自院で作成したメインテナンスについてのリーフレットをお渡しして、動機づけします。

　まずは治療が終了したことを一緒に喜び、ねぎらいの言葉をおかけし、そして治療後の状態を長く保つために、「これからはメインテナンスを一緒に頑張りましょう」と伝えたり、「また〇月にお会いできることを楽しみにしています」「お待ちしております」など、約束したと思っていただけるように心を込めてお声がけします。

●治療終了時に定期検診のご予約をいただいた場合

　患者様によっては、検診のご予約が数カ月も先になる場合には、お忘れになるこ

ともあります。予約に穴を空けないためにも、事前にご連絡を入れたほうがよいかどうか確認するようにしています。

●検診時期にご連絡をさしあげる場合

ご連絡方法として、お電話、メール、お葉書と患者様にご都合のよい方法をお選びいただきます。

リコール業務は初診時から始まっています

治療が終了してから定期検診の重要性を説明するのではなく、患者様が初診でいらしてから、歯科医師、歯科衛生士、受付とチーム一丸となって、それぞれことあるごとに患者様に動機付けすることがリコール率を上げていくことにつながります。

コンサルテーションの際に、自費の治療に関しての保証期間の適用はきちんと定期検診にお越しいただいていることが前提というお話をします。保険治療を行う患者様も、治療が終了してもそこで終わりではなく、定期検診にお越しいただいてメインテナンスを行っていくことを治療前や治療中にもお話して患者様に理解していただくようにしています。

また、治療期間中、患者様に気持ちよく通院していただくことはメインテナンス率を上げるうえで重要です。なぜなら、患者様はイヤなところへは、いくらメインテナンスの重要性がわかっていたとしても足が向きにくいものだからです。治療がやっと終了したときに、またここに来たいとは思ってくださらないと思います。

患者様と信頼関係を築きながら、実際に定期検診にお越しになった際は、「来てよかった！」「気持ちよかった！」と思っていただけるような接遇をする、飽きさせないメインテナンスの内容であることが重要です。

「お久しぶりです。お元気にされてましたか？」「楽しみにお待ちしていました！」などその方に合わせたお声がけを挨拶の後に必ず続けることで、ウェルカムの姿勢が患者様に伝わります。メインテナンスの治療も大切ですが、患者様と医院が長くつながっていく関係性も大事にしたいものです。

電話

患者様がどの連絡方法でも大丈夫という場合は、お電話にさせていただいています。電話のよい点は、患者様と直接お話ができ、またその場で予約をいただくこともできることです。

もし、予約が患者様からのご連絡待ちになったとしても、患者様の口腔状態の確認や近況情報も知ることができます。そして改めて定期検診の重要性をお伝えすることができます。

電話をかける際には、患者様の生活スタイルに合わせて、都合のよい時間を見計らってかけるようにし、電話がつながった際には、いまお話をする時間があるかどうかを先にお伺いし、患者様を気遣うことを第一に行います。

葉書・メール

当院では季節に合わせてリコール葉書を作成しています。印刷された文面に、必ず患者様に合わせた一言を手書きで入れるようにしています。

ただし、お葉書は郵送された際に第三者の目にふれる可能性があるので、個人情報がもれないように一言の内容には注意が必要です。

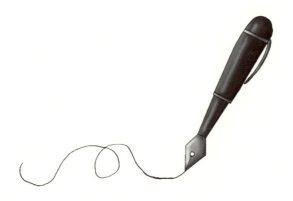

お礼状

　患者様からお中元やお歳暮をいただいた場合、その患者様の次回の来院までしばらく間が空く場合は手書きのお礼状を出します。そうした場合にすぐに書けるように、医院の雰囲気や季節に合った葉書やカードを常備しておくようにしています。

　コンピュータ時代だからこそ、手書きのよさがあると思います。

未来院の患者様へのご連絡

　いま治療中の患者様、リコールに入っている患者様以外のカルテを見直す時間を、1日にたとえ10分であっても確保し、連絡を取るようにします。すきま時間を活用してもよいかもしれません。そこで1日に最低1人でも予約を取ることができたら、1カ月に換算すると最低20人は通常の来院患者人数にプラスされることになります。

　私は心のなかで「営業電話」と呼んでいますが、実際にご連絡を入れてみると、患者様によっては「そろそろ治療に行かなくてはと思っていました」とおっしゃる方や、未来院の期間が長すぎて自分から連絡しづらかった方など、さまざまです。患者様が来院される「きっかけ作り」ができたらと思います。

報告・連絡・相談

　患者様と連絡がとれた場合もとれなかった場合も、必ずカルテにご連絡をした日時や患者様情報を記入し、スタッフの誰が見てもわかるようにしておきます。

　また、患者様から得た情報は必ず院長、歯科衛生士に報告し、皆で情報を共有するようにしています。

院外でも営業できます

　プライベートでも医院の名刺と紹介カードは常に携帯し、必要な場合はすぐにお渡しすることができるようにしています。また、受付は銀行や郵便局などに外出する機会も多いものです。銀行の窓口では医院名で呼ばれ、お店で領収証をもらう際はこちらの医院名を名乗ります。そのときどきの自分の振る舞い一つで、よくも悪くも外部の方々に医院のイメージを与えることになります。たとえば銀行で順番を待つ際にだらしなく腰掛けていたり、愛想のない不機嫌そうな態度をとっていたら、そんな従業員のいる医院に行ってみようとは思わないはずです。逆に礼儀正しい振る舞いをしていたら、きちんとした医院だと思われるものです。

　医院の外だから、利害のない相手だからと気を抜かず、常に自分は「医院の看板を背負っている」という意識をもって行動することがとても大切です。

医院のファンを大切にする

　最近では、インターネットや広告を使って医院を知ってもらうことで、患者様を増やしていくこともできます。もちろんそういった手段もとても大切ですが、増患者対策としてすぐにできることがあります。それは「いまお越しいただいている患者様を大切にすること」です。

　インターネットや広告を見て来院される患者様より、ご紹介で来院される患者様のほうが、早期に信頼関係を構築しやすいのです。

　いま通ってくださっている患者様が医院のファンになっていただけたら、その患者様は必ず別の患者様をご紹介してくださいます。ご紹介の患者様は、歯科治療に対して意識レベルの高い方であったり、またきちんと通院してくださるような方が多いものです。患者様のうしろには、また別の患者様がいることを忘れずにいてください。

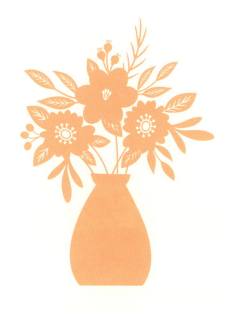

Column
ご高齢の患者様

　当院は開院して21年になります。長く通院してくださっている患者様も年を重ねられて、七十代、八十代となられる方もたくさんいらっしゃいます。以前はご予約どおり来院されていた方が、最近はご予約をお忘れになっていたり、またお元気だった方が足を悪くされたり、ご病気されたりと、患者様の状況も変化していきます。人生100年時代といわれるように、これからはご高齢の患者様の割合も増えていくと思います。

　ご高齢の患者様に合わせて、前日にご予約の確認のお電話をさしあげます。この際は予約を忘れないようにというようなお電話ではなく、「体調いかがですか？　前回の治療のあとはいかがですか？」などお話しながら、「明日の◯時にお待ちしています。お気をつけていらしてくださいね」とお伝えしています。また足を悪くされてタクシーでいらっしゃる方には帰りのタクシーも手配します。そして患者様によってはタクシーまでお見送りをします。車椅子でいらっしゃる方は予約時間の少し前にドアを開けておいて、お連れの方がスムーズに車椅子をなかに入れることができるように配慮しています。ほんの少しのことですが、患者様が通院しやすい環境にできたらと思っています。

CATEGORY 13
受付における会話

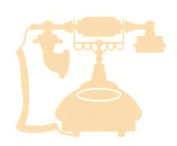

> ついしてしまいがちなこと

●**患者様との一線を越える**：長年のうちに、ずっと通院してくださっている方や同世代の方などは、患者様もこちらに対して親しみをもって接してくださるようになります。そのことは大変嬉しいことですが、だからといって患者様と「ため口」で話すなど、なあなあの関係になってはいけません。親しみのある接客のなかにも、患者様と受付スタッフという立場を越えないように心がけます。

●**語尾を伸ばす**：「お元気でした〜？」など必要以上に語尾を伸ばすと、患者様によっては親しみより耳ざわりと感じられる場合もあります。「お元気でしたか？」と語尾を意識し、親しみを込めながらも、落ち着きのあるていねいな話し方をします。

●**「yes, but 〜」方式**：人との会話のなかで、自分の言ったことに相手からすぐに反対されたり、批判じみた言い方をされた場合、それ以上は話をしたくなくなるものです。自分もそういう話し方をしていないか、ときどき省みてみましょう。人にはそれぞれさまざまな考え、価値観があります。自分の考えをもちながらも、相手の考えも尊重するような話し方ができると、よりよいコミュニケーションを図ることができるものです。まずは相手の考えを否定せずに受け入れてから、自分の考えを伝えます。そうすると、印象のよい話し方、聞き方になります。

●**指示待ちの姿勢になる**：なんでも「決めてもらう」という指示待ちの姿勢では、判断を求められた場合に冷静に適切に答えられません。院長やスタッフに指示を仰ぐべきことなのか、受付として判断することなのか、まずは自分なりにそのことへの対処法や解決策を常に考える姿勢が大切です。

患者様との会話

　私は受付でありながらとても人見知りなので、新人のころは患者様との会話が本当に苦手でした。そして今でも、「こうお話ししたらよかったのかな……」などと思うこともあります。

　歯科医院ではいままでお話をするような機会のなかった職業や役職の方がいらっしゃいますし、年齢も性別もお立場もさまざまな方が来院されます。お話好きな患者様や、お話がしやすい年代の患者様はコミュニケーションも取りやすいものですが、そうでない患者様との会話に悩んでいましたら、ほかの医療機関で働いている友人が「毎回、なにか一つその方の治療以外の話題を見つけて、お話をしてみるようにするといいよ」とアドバイスをくれました。その日の天気でも、その方が身につけているものでも、何か会話の糸口を探してみることと、そして大事なのは「勇気を出して」お声かけしてみることです。そうすると気難しそうだと思っていた患者様が、気さくにお話をしてくださったりするなど、自分の一言から患者様との信頼関係が紡がれていきます。

●会話の糸口を見つける！

・初診時は予診票からの情報や治療内容などから

　「会社がお近くなんですね」

　「○○様のご紹介なんですね。ご来院ありがとうございます」

　「麻酔は大丈夫でしたか？」など

・サブカルテ（歯科衛生士が記入するカルテ）からの情報

　「京都にご旅行なんですね！いいですね。私も京都大好きです。今回はどの辺りに行かれるのですか？」など

・患者様を毎回しっかり見る、観察する

・実際に治療を受けてみると共感でき、労いの言葉がでる

・患者様に興味をもつ

・『はい』『いいえ』で答えられない、開いた質問をする

・患者様がお話したくなるような受け答え、あいづちをする

・共感しながら楽しんでお話を聞く

「そうなんですね！」「知らなかったです」

「さすがですね！」「そうですよね」

・患者様の情報を把握する

事前準備の際に、予約表の患者様お一人おひとり確認しながら、お話する内容を

イメージしておく

・日ごろから新聞やニュースに目を通して、社会人として時事問題も知っておく

●マジックワードを意識して使う：患者様との会話のなかでは、聞き役にまわることでさまざまな情報を得られます。

　人は自分の話を聞いてもらえたということで、自分を受け入れてもらえ、また認めてもらえたという満足感を得ることができます。そして、よく話を聞いてくれる人には、さらに多くを話したくなるものです。

　「そうなのですか！」「さすがですね！」「勉強になりました」「素敵ですね」などといった、このような肯定的なマジックワードも、口先だけではなく、心から発することが大切です。

●意識してお名前で呼ぶ：たとえば、「○○さん、こんにちは」など、挨拶の前にお名前を入れたり、会話のなかでもお名前を意識して入れながらお話することで、患者様との距離は近づいていくと思います。

　名前を入れて声かけされたほうが、自分を意識してもらえている、受け入れてもらえている、わかってくれているような感じがしませんか？

●依頼形でお話する：患者様に対して、「少々お待ちください」よりも「少々お待ちいただけますか？」とお声がけするほうが、よりていねいな印象を与えます。両方同じ内容を伝えていますが、ちょっとした言い方の違いでやわらかいニュアンスになります。このことは、スタッフ間でのやりとりでも大切です。同じことを頼まれるにしても、「〜してください」と言われるよりは、「〜してもらえますか？」と

いわれたほうが、なんとなく気持ちよく応えられる気がします。

　相手に気持ちよく伝えることができる人は、相手の気持ちを汲んで、言葉を選んで話しているように思います。一方、依頼形で話されているのに、威圧感を感じる場合があります。ていねいな依頼形を使っていても、そこに心が込もっていなければ意味がないものです。

Column

働きだして最初に戸惑ったのは患者様との会話

　大学卒業後、医療事務の資格取得のコースを受講した際に、接遇の先生が「何もしなくても患者様が来ていた昔と違って、いまは患者様が病院を選ぶ時代になった」というお話をしていました。自分も就職するなら何かほかとは違う特色のある医院がいいなと思い、当時はまだ少なかった女性の院長の元に就職させてもらえることになりました。

　オープニングスタッフでしたので、受付のシステムを作り上げるのに失敗を重ねながら、周りの方々に本当にたくさん助けていただきました。

　私はものすごく人見知りなのですが、学生時代にファーストフード店でアルバイトをしていましたので、ある程度の接客はできるかなと思っていました。しかし歯科医院とファーストフード店は違います。歯科医院は年齢も性別も性格もさまざまな方が、歯に何かしらお悩みを抱えて来院されます。その患者様お一人おひとりにきちんとビジネスマナーを踏まえて上手にコミュニケーションを図っていくことは、当時の自分にはとても難しく感じました。当時はよく話し方の本を読んでフレーズを覚え、語彙を増やしたり、院長や先輩が患者様とどういう会話をしているのか参考にしていました。今でもコミュニケーションは奥が深いと感じますが、患者様の気持ちに寄り添い、なるべく患者様がお話をしたくなるような受け答えや相槌をするように心がけています。

CATEGORY

14

院長からひとこと

―感じのよい電話応対

　電話というものは相手の顔が見えない分、声のトーンや話し方で相手をイメージします。応対次第では、相手を不快にさせることがあるということを肝に銘じておかなければなりません。

　ある男性のA歯科医師がお話しされていましたケースを例に挙げます。ある日急用があり、B歯科医院にお電話をされたそうです。

　A先生：「こんにちは。院長をお願いします」

　B歯科医院受付：「ただ今、B院長は診療中で、お電話に出ることができません」

　A先生は「診療中はわかっている！急用だから電話したんだ！」と腹が立ったと言っていました。

　このようなシチュエーションはよくあることです。では、どのように対応することが望ましいのでしょうか？

　まず、B歯科医院の受付は、「A先生、いつもお世話になっております。ただ今確認して参りますので、しばらくお待ちください」の一言をまずお伝えします。

　その後、院長にお伝えして、院長の手が空かない場合や手術中の場合はその旨をお伝えします。

　その後、「A先生、申し訳ございません。B院長に確認致しましたら、ただ今、インプラントの手術中でございまして、手が空き次第こちらからお掛け直しさせていただくとのことですが、大丈夫でしょうか？」などとA先生の感情を害さない配慮が必要です。このような同業者からのお電話のような場合、くれぐれも院長が電話に出ることができる、できないの判断を受付がしないことが重要です。

　反対に、セールスなどの電話に対し、毎回院長に確認することは診療の妨げになります。その場合は、「申し訳ございません。院長はただ今手術中でございまして、お電話をお取り次ぐことができませんので、私でよろしければご用件を賜ります」とお伝えします。大抵の場合、「またかけ直します」との答えが返ってくることがほとんどです。

（林　美穂）

第4章

受付としての心のもち方

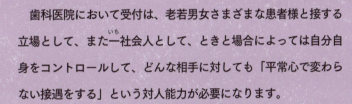

　歯科医院において受付は、老若男女さまざまな患者様と接する立場として、また一(いち)社会人として、ときと場合によっては自分自身をコントロールして、どんな相手に対しても「平常心で変わらない接遇をする」という対人能力が必要になります。

　たとえば、遅刻していらっしゃった患者様、わがままをおっしゃる患者様に対して、嫌そうな顔をするのは誰にでもできることです。そういうときこそ、スマートに対応できる心の余裕や度量をもった方は、女性としても素敵だなと憧れます。

　私自身、いまだにその境地には達していない毎日ですが、精神面において心がけていることをご紹介してみたいと思います。

CATEGORY 01
リフレーミング

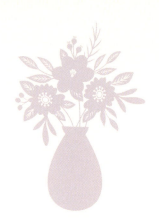

鏡をよく見る

　新人のころに、銀行の役員をされていた患者様から「受付は鏡をよく見て、自分の表情をチェックすることが大切」というアドバイスをいただいたことがあります。それからはそのお言葉を忘れずに、常に意識して鏡を見るようにしています。

　鏡を見ることにより身だしなみをチェックすることができますが、それと同時に心理的な面にも作用してきます。まずは自分が他者からどう見られているのかを客観視することができます。たとえば、鏡のなかの自分の表情が曇っていたとします。そんな自分を見ると思わず我に返り、自然とよい顔になろうとする心理が働きます。

　私は鏡を見るとき、必ず最後に口角を上げて微笑むようにしています（もちろん誰もいないときに限る！のですが……）。そうすると、疲れていたり暗い気分のときも、いったん気持ちをリセットすることができ、前向きな気持ちへと感情のコントロールができます。状況にもよりますが、人は1分間に28秒は無表情になるそうです。PC作業中や忙しいときほど、意識して自分の表情に気をつけるようにしましょう。

　当院では、診療室の手洗い場や、スタッフルーム、トイレなどに大小さまざまな鏡を設置しています。常に鏡を見ることができる環境作りを心がけ、微笑みの素敵な女性になりたいものです。

リフレーミングとは

　数年前に、心理学の先生から「リフレーミング」という方法を教えていただきました。「リフレーミング」とは、「ある枠組みでとらえられている物事を、枠組みをはずして違う枠組みで見ること」をいいます。

たとえば、コップに半分飲み物が残っているとします。悲観的に考えた場合は「もう半分しかない」と思いますし、楽観的に考えた場合は「まだ半分もある」と思うはずです。

　このように、同じ物事でも人によって見方や感じ方が異なります。性格などは見る角度によって長所にもなり、また短所にもなります。

　「リフレーミング」を意識して行い、物事を肯定的にとらえるようにすると、物事の見方は一つではないと感じ、いままでよりも選択肢が増えていきます。たとえば忙しいときに院長から「〇〇しておいて！」という指示があったとします。そこで、「忙しいのになんで私ばかりが……」ととらえると、心がもやもやしたまま仕事に取り組むことになり、その気持ちは表情に出てしまうかもしれません。もし、「信頼されているのだ！ 責任をもって頑張ろう！」ととらえたならば、効率よく仕事も進むはずです。悲観的にとらえるか、楽観的にとらえることができるかは「心のも

Column

「気づき力」アップ

　自然でさりげなく気を利かせる女性を見ると、素敵だなと憧れます。そういう女性はさまざまなことに「気づく、感じとる」というアンテナが自然に張れているのだと思います。そういう女性に少しでも近づくには、自分の「気づき力」を鍛えていくことが大切です。

　たとえば、毎日通常の清掃メニューのほかに、1日何か一つ「今日はここを磨いてみよう」などプラスの清掃を心がけると何か見つけようという視点になり、自分自身の「気づき力」を鍛えられます。

　診療室の床が汚れていたとします。「自分が拭かなくても誰かがするだろう」と思えば、気づいていても実行していないわけですから、結果的には気づいていないのと同じです。

　もしかしたら気づかずに見すごしていたかもしれないその瞬間を、「気づかせてくれた機会に感謝！　気づけてよかった！」という気持ちで行うと、きっとまた「いままで見えてなかった新たな気づき」に出会えます。

　「これは自分がしよう!!」という積極的な気持ちで行動したいものです。

第1章 働く意味

第2章 受付は医院の顔

第3章 始業前の準備と受付業務

第4章 受付としての心のもち方

WELCOME to DENTAL OFFICE 109

ち方」一つです。心と身体はつながっていますので、「心のもち方」は表情や言動にも影響を与えます。

　時間やお金や人は自分の自由にはなりませんが、自分の心だけは、自分でいくらでも自由に変えることができるのですから……。

Column

心のなかで「大丈夫！大丈夫！」

　医院が移転をして受付は2人体制になりましたが、その後にスタッフの出産退職もあり、1人体制の時期にもなることがあります。毎朝、事前準備を整えて臨んでも、会計待ちの患者様が重なったり、またお見えになった患者様への応対、その間には電話も鳴りますし、予想外の突然の来客、お茶出し、さらには想定外の出来事が起こったり……と、忙しさで心身ともに余裕がなくなってしまっていました。

　心が忙しさに負けてしまわないように、そういうときは呼吸が浅くなっていますので、受付の裏で深く息を吐いて吸ってを繰り返し、「大丈夫！大丈夫！」と自分に言い聞かせていました。冷静に、「できる！」という気持ちにさせると、焦っていた気持ちがいったん落ち着いて、優先順位をつけながら順序よく物事を運べるようになります。

Column 自分を褒める

　私の友人で「アイラブ自分♡」と公言する人がいます。私はなかなかそうは言えないタイプなので、いつもその友人から「自分しか自分のことを大切にしてあげられないんだから、自分をもっと大切にしてあげないと」とアドバイスされていました。
　最近は自分も年を重ねてきて、友人を見ながら、なるほどな、と思うようになりました。自己否定ばかりしていても、苦しくなるばかりです。きっと自分にもたくさんよいところがあって、できないところもあるかもしれないけれど、それを含めてそれが自分で、誰でもこの世界で一人しかいないかけがえのない存在と思うと、自然と自分らしくありたいと思うものです。人から褒められるのも嬉しいことですが、周りからの評価で自分の気持ちが左右されるのではなく、自分の頑張りは自分が一番知っているものです。寝る前にでも、今日も1日頑張った！とか自分を褒めてあげてみてください。そうすると穏やかな気持ちで明日を迎えられますし、自分のことを少しづつ肯定できるようになって、自分を好きになっていけるはずです。そうすると気持ちが明るく前向きになり、行動も今までと変わり、自分の世界や自分の可能性が広がっていきます。

CATEGORY 02
日々の心がけ

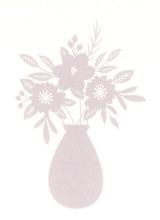

> 感性を磨く

　受付としておもてなし力を身につけ、一女性としてブラッシュアップしていくためには、感性を磨いていくことが大切です。私は、次のようなことに努めています。

- **よく見る**：先入観をもたずに多角的に見ることが大切です。
- **よく聴く**：人の話をよく聴くことで、自分の情報量が増えます。
- **よく読む**：よい文章に触れることで、語彙が増えて表現力が身につき、自分の言葉が増えます。
- **よく体験する**：実際に自分で体験することによって、見識を広め、自分のなかの引き出しが増えていきます。
- **本物、一流に触れる**：本物や一流と呼ばれるものや人には、やはりそれなりの理由があるものです。本物を見る、一流を味わう・触れることで、新しい発見に出会えます。
- **コミュニケーション**：人は、人と接することによって成長していきます。人との出会い、人とのつながりを大切にして、まずは自分から相手を受け入れる姿勢から始めましょう。

　仕事でもプライベートでも、常にアンテナを張りながら、これらのことを意識して行うことによって、感性が磨かれていきます。そして毎日、心豊かに、ていねいに過ごすことで、洗練された女性に近づいていけると思います。

医院の周辺に詳しくなる

　当院は市街地にあるため、患者様からお店の場所や道順などを尋ねられることもしばしばあります。的確にお答えできるように、日ごろから医院の周辺の情報にアンテナを張っておくことが大切です。自分なりのお薦めのお店などがあると、ご紹介もできます。

変化を心がける

　意識の自動化作用を防いで、脳に刺激を与えるように心がけています。

　仕事をしている日というのは、毎日が同じような繰り返しになりがちです。しかし、1日に何か一つでも新しい発見や気づきがあると楽しいものです。

　たとえば、通勤手段やルートを変えてみたりします。そうすると、いままでとは違った景色を見ることができます。また、新しいお店を発見したり、これまで見えなかったものに出会えるかもしれません。

　自分の感覚や思考が固まってしまわないよう、脳に刺激を与えるために、昨日とは何か少し違う「小さな変化」をもつようにすることで、日常に変化をつけてみてはいかがでしょうか？

頼りになる友人たち

　自分の周りに「このことはこの人に聞けば詳しい！」というような友人がたくさんいれば、とても心強いものです。自分自身がさまざまなことに興味をもち、情報の引き出しをたくさんもっていることが理想ですが、自分一人の情報には限界があります。日ごろから、自分自身のネットワークを広げるように意識しましょう。

CATEGORY
02
日々の心がけ

自分の好きな世界をもつこと

皆さんもそれぞれ趣味や好きなことをおもちだと思います。たとえばジョギング、英会話、料理、映画鑑賞など……。好きなことや趣味の時間があると、気持ちが癒されたり、心身ともにリフレッシュできるものです。

私の趣味は茶道と、最近院長から勧められて始めたゴルフですが、趣味をもつことは患者様との会話にもとても役立ってきます。患者様も茶道をされていたり、お着物がお好きな方もいらっしゃいますし、とくに男性の方はゴルフをされる方も多くいらっしゃいます。普段は無口な方でもゴルフのことになるとよくお話しをしてくださったりします。何か自分なりの好きな世界をもっていると、患者様との会話の幅が広がってきます。そして趣味を通じての人と出会い、新しい世界を知る、今まで知らなかったことを知る、経験する、ということは、自分自身を深く広げてくれます。

おもてなしを体験すること

たまには有名なレストランに行ってみたり、ワンランク上のホテルに泊まってみたりすることはとてもよい経験になります。「自分には少し贅沢かな」と思うこともあるかもしれませんが、日常以外の世界を見ることで、今までにない新たな発見や、気づきを必ず得ることができ、そして相手側のお客様に対する細やかな気遣いをより感じられる感性が磨かれていきます。そしておもてなしを受ける立場になった場合は、相手側のおもてなしを感じられる心をもって、一座建立のようにお互いの心が通じ合うような、こちらもそういう心で返すという姿勢が大切だと思います。

またお店やホテルだけが特別ではなく、日常のなかにも相手に対する心遣いというのは感じることはできます。感じることができる心をもつこと、心を磨くことを忘れずにいたいものです。

長く働いて気づいたこと

　長く同じ歯科医院に勤めさせていただくと、よくも悪くもいままで見えなかったところが見えるようになります。また、見なければいけないところが見えなくなってくることもあります。仕事があること、健康で働くことができること、患者様が来院してくださること、こうした日常のさまざまなことを当たり前だと思いがちになります。

　数ある歯科医院のなかから当院を選んでいただいたことに対してありがたく思う「感謝の気持ち」、そして患者様の立場になって考える「患者様目線の気持ち」を忘れがちになります。また、仕事にも慣れ、患者様にも馴れてくることの怖さもあります。いままでの自分の経験から勝手に判断したり、柔軟な発想に欠けてなんの疑問ももたずに行動してしまうこともあります。現在の私の課題は、これらを踏まえたうえで初心を忘れずにいつも新鮮な心・気持ちで仕事をすることにあります。

　当院をお選びいただいたことに感謝しながら相手を思い、患者様のために、自院のために自分は何ができるのかを考え、五感を使って働くことで感性が磨かれていきます。その結果、「おもてなし力」が身につき、人やものの本質を見抜く力、「人間力」がアップします。また、これからの受付はクリニカルコーディネーター的な役割、そしてまたコンシェルジュ的な役割も、ますます必要になってきます。

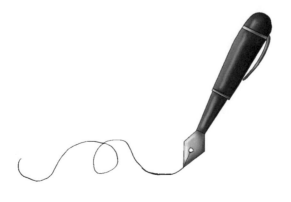

●参考図書

・赤木美香．外資系超高級ホテルに学ぶ・最高のサービスを提供する気づき力．Think!，27：66
　～71，2008．
・下平久美子監修．女性の美しい話し方と会話術．成美堂出版，2004．
・川島　冽．一発で身につく「ビジネスマナー」―誰も教えてくれないマナーの基本が一からわか
　る．すばる舎，2000．
・林田正光．おもてなし力が身につく57の習慣―伝説のホテルマンが明かす「ひとさじの心くばり」
　のコツ．こう書房，2007．
・髙山　直．EQ　相手のこころに届く言葉．日本実業出版社，2007．

おわりに

　新人のころに読んだ本のなかで、歯科医院を退職する受付の方が勤務最後の日に患者様から感謝の言葉や花束をいただいていた場面がありました。当時の自分というのは、働きはじめてから数年経ってもそういう受付像には程遠く、自分は受付に向いているのか自問する時期もありました。

　そうした気持ちが前向きになったのは、患者様からの一言でした。

　「あなたが受付にいてくれたから最後まで通院できました。ありがとう」

　受付は、歯科医師や歯科衛生士と違って直接治療には携わりません。しかし、患者様に気持ちよく治療を受けていただけるように、お気持ちや精神的な面で寄り添っていくことができます。受付は「患者様が歯科治療で人生が豊かになる」、そのお手伝いができる素敵な仕事だと感じました。

　また長く受付として勤務させていただいて、患者様のために、自院のために、自分は何ができるのかという思いを持って働くということは、結果として自分自身の成長に繋がるものなのだと思います。これまで患者様、院長、スタッフ、取引先の方など、沢山の方と出会い、受付という仕事を通して、さまざまな経験をさせていただいたことは私にとってとても大切な財産となっています。

　どんな仕事でもその仕事に対して誇りを持って、真剣に働いている人は人として美しいものです。今、受付をされている方が改めて受付の仕事の素晴らしさを感じてくださって、また、今後、受付をされる方の少しでもお役に立つ一冊になればと願っています。

　自分の理想の受付像にはまだ到達していませんが、そのためには知識を増やして、情報の引き出しをたくさん持てるように、そして年齢を重ねていってもさまざまなことを吸収できるしなやかな心を持って、「強く、優しく、美しく、そして賢く」をモットーに、日々、前に進んでいきたいと思います。

　最後に、本書の出版にあたりご尽力いただきました医歯薬出版株式会社の福井聡嗣氏、ならびに歯科・林 美穂医院の院長およびスタッフに心より感謝申し上げます。

下釜 祐子

Welcome to Dental Office
デンタルオフィスコンシェルジュ
歯科医院の受付は賢く・優しく・美しく
患者様を迎えるあなたへ　　　　　　　　ISBN978-4-263-44547-1

2019年 5月10日　第1版第1刷発行

著　者　林　　　美　穂
　　　　下　釜　祐　子
発行者　白　石　泰　夫
発行所　医歯薬出版株式会社

〒113-8612　東京都文京区本駒込1-7-10
TEL. (03)5395-7638(編集)・7630(販売)
FAX. (03)5395-7639(編集)・7633(販売)
https://www.ishiyaku.co.jp/
郵便振替番号　00190-5-13816

乱丁, 落丁の際はお取り替えいたします　　　印刷・教文堂／製本・明光社
© Ishiyaku Publishers, Inc., 2019. Printed in Japan

本書の複製権・翻訳権・翻案権・上映権・譲渡権・貸与権・公衆送信権（送信可能化権を含む）・口述権は，医歯薬出版㈱が保有します．
本書を無断で複製する行為（コピー，スキャン，デジタルデータ化など）は，「私的使用のための複製」などの著作権法上の限られた例外を除き禁じられています．また私的使用に該当する場合であっても，請負業者等の第三者に依頼し上記の行為を行うことは違法となります．

JCOPY ＜出版者著作権管理機構　委託出版物＞
本書をコピーやスキャン等により複製される場合は，そのつど事前に出版者著作権管理機構（電話 03-5244-5088, FAX 03-5244-5089, e-mail：info@jcopy.or.jp）の許諾を得てください．